La Paralysie

GÉNÉRALE PROGRESSIVE

Sa parenté avec la confusion mentale primitive
Sa pathogénie, son pronostic
Orientation à donner à sa thérapeutique

(CAUSES DE L'ÉCHEC COMPLET DE LA THÉRAPEUTIQUE ACTUELLE)

PAR

LE DOCTEUR ALEXANDRE PARIS

LAURÉAT DE L'ACADÉMIE DE MÉDECINE DE PARIS
MÉDECIN EN CHEF A L'ASILE DE MARÉVILLE
CHARGÉ DE COURS A LA FACULTÉ DE MÉDECINE DE NANCY

NANCY
IMPRIMERIE-LITHOGRAPHIE LOUIS KREIS, RUE SAINT-GEORGES, 51

1905

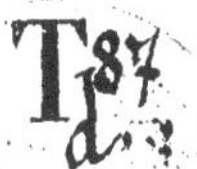

La Paralysie
GÉNÉRALE PROGRESSIVE

Sa parenté avec la confusion mentale primitive
Sa pathogénie, son pronostic
Orientation à donner à sa thérapeutique
(CAUSES DE L'ÉCHEC COMPLET DE LA THÉRAPEUTIQUE ACTUELLE)

PAR

LE DOCTEUR ALEXANDRE PARIS
LAURÉAT DE L'ACADÉMIE DE MÉDECINE DE PARIS
MÉDECIN EN CHEF A L'ASILE DE MARÉVILLE
CHARGÉ DE COURS A LA FACULTÉ DE MÉDECINE DE NANCY

NANCY
IMPRIMERIE-LITHOGRAPHIE LOUIS KREIS, RUE SAINT-GEORGES, 51
—
1905

ÉTUDES COMPARATIVES

de la paralysie générale progressive et de la confusion mentale primitive pour arriver à la détermination de la pathogénie et de l'orientation rationnelle de la thérapeutique de la paralysie générale progressive.

Au commencement de février de cette année, MM. Dufour, Brelet et Mosny apportaient à la Société médicale des hôpitaux de Paris quelques cas de confusion mentale primitive avec réaction méningée accusée par une lymphocytose très abondante dans le liquide céphalo-rachidien et M. Jules Voisin trouvait ces communications assez troublantes pour les médecins aliénistes, la lymphocytose n'apparaissant plus dès lors comme caractéristique de la paralysie générale et comme excellent moyen de diagnostic dans les cas douteux.

La valeur diagnostique de la lymphocytose a été contestée à juste titre depuis quelque temps déjà, notamment par M. le Professeur Joffroy, par MM. Armand Delille et Camus en France ; on a acquis aujourd'hui la certitude que la constatation de la lymphocytose rachidienne ne fait qu'affirmer une réaction du système nerveux soumis à l'action continue et assez intense d'influences surtout d'ordre toxique et, loin d'être déconcertés par ces communications relatives à la confusion mentale, les médecins aliénistes doivent, à mon avis, les considérer comme confirmant d'utiles enseignements de l'observation comparée de la paralysie générale progressive et de la confusion mentale primitive, syndrômes qui ont des liens de parenté assez étroite que je vais essayer de mettre en relief, syndrômes qui ne seraient, en dernière analyse, que l'expression de causes identiques agissant sur des terrains nerveux en états différents de réceptivité, c'est-à-dire différemment constitués ou originellement ou accidentellement.

En établissant, et c'est là mon principal but, l'identité, à l'intensité d'effets près, de la confusion mentale primitive et de la paralysie générale progressive, ou de leurs causes déterminantes, je montrerai, *avec des arguments nouveaux*, que, en persistant à vouloir faire de la paralysie générale progressive une affection d'origine syphilitique, on fait fausse route et que l'on ne fait que prolonger la faillite de la thérapeutique opposée jusqu'à ce jour au syndrôme paralysie générale progressive, mais je contribuerai aussi à faire apparaître plus nettement la pathogénie de la paralysie générale et à déterminer une orientation plus rationnelle de la thérapeutique de ce syndrôme.

Je commencerai ce travail par une analyse de la symptomatologie du syndrôme confusion mentale et surtout de sa symptomatologie fondamentale, constante, la seule qui puisse sérieusement nous éclairer sur le degré de parenté réelle qui existe entre la confusion mentale et la paralysie générale.

J'étudierai comparativement, parallèlement, la confusion mentale primitive simple, la paralysie générale progressive type, sans délire, et les variétés délirantes de la confusion mentale et de la paralysie générale progressive.

On observe plus fréquemment la confusion mentale primitive dans la clientèle de ville que dans les asiles publics d'aliénés, car les malades qui en sont atteints ne sont généralement pas très difficiles à soigner, à surveiller, à maintenir (cas relativement bénins évidemment, les plus nombreux), mais j'ai eu cependant, dans une pratique spéciale déjà longue, à en traiter de fort nombreux cas, quelques cents cas au moins.

L'aliénation mentale que l'on désigne depuis quelques années en France sous la dénomination *Confusion mentale primitive* n'est pas nouvelle venue dans la classification des aliénations mentales ; elle était appelée *Démence aiguë* par Esquirol, *Stupidité* par Georget, *Mélancolie avec stupeur* par Baillarger, puis elle devint la *Confusion intellectuelle* et enfin la confusion mentale (Communication et étude de M. Chaslin au Congrès de Blois en 1892). L'accroissement de nos connaissances relatives à l'influence des auto-intoxications ou des infections et aux conditions de leur développement a jeté un grand jour déjà sur la détermination de la pathogénie, du pronostic et des conditions de traitement de ce syndrôme.

Si l'on n'envisage dans la confusion mentale que le trouble intellectuel lui-même, ce n'est qu'un symptôme que l'on peut rencontrer dans un assez grand nombre de maladies, comme phénomène épisodique. Mais la confusion des idées est parfois tellement accusée, elle a une évolution si particulière, s'accompagnant alors de troubles secondaires, ou jugés tels, si fixes ou si déterminés qu'on l'a considérée comme formant avec eux un groupe, un syndrôme que l'on a distingué par l'appellation *Confusion mentale primitive*, que l'on peut conserver jusqu'à ce que nous connaissions nettement la nature de ses causes et l'influence de telles ou telles causes principales sur l'évolution, si ces causes sont multiples. Cette restriction me semble absolument légitime.

La confusion mentale dite primitive (Séglas et la plupart des auteurs) ne se rattache pas à des troubles intellectuels ou autres antérieurs, comme celle, par exemple, que l'on voit résulter de l'intensité d'un délire, d'une hyperactivité délirante, dans les vésanies, comme celle que l'on observe chez certains mélancoliques restés longtemps sans prendre une nourriture suffisante (inanition), comme celle qui parait liée à une névrose (épilepsie), à une intoxication exogène banale (alcool), à un état dyscrasique, (urémie, glycosurie), à une infection fébrile, etc.; *mais* expression manifeste d'une activité fonctionnelle anormale du cerveau, d'une diminution surtout de l'activité cérébrale, elle s'accompagne de troubles, de signes physiques qui accusent aussi une origine toxique ou infectieuse et que l'on retrouve assez facilement dans la plupart des formes d'aliénation mentale accompagnées de confusion mentale, dans toutes les confusions mentales considérées comme consécutives ; la distinction d'une confusion mentale primitive ne peut être que provisoire, à mon avis ; confusion mentale primitive et confusions mentales consécutives ont évidemment des causes déterminantes analogues et sont en quelque sorte réactions analogues ; ce sont surtout les causes prédisposantes qui donnent les différences d'évolution.

Le syndrôme confusion mentale primitive est caractérisé par des troubles psychiques et par des troubles somatiques, chacun des deux ordres de symptômes comprenant des phénomènes fondamentaux et des phénomènes moins constants, c'est-à-dire secondaires.

A. Symptômes fondamentaux. — Ce sont ceux qui

traduisent le trouble intellectuel prédominant, c'est-à-dire la confusion mentale ; ils sont annoncés tout d'abord par l'attitude : le facies exprime l'égarement, l'hébétude, la stupidité ou l'inertie ou tout au moins une diminution d'activité cérébrale, — caractère qu'il est assez commun d'observer analogue dès le début de la paralysie générale progressive sans délire. Le regard est vague, comme voilé, incertain, errant à droite et à gauche, anxieux, mais il n'accuse généralement qu'une anxiété vague, confuse, sans terreur.

Dès la première question qu'on lui adresse, le malade ou reste absolument inerte et muet, ou apparaît ahuri, inquiet, désorienté, il regarde parfois à droite et à gauche semblant chercher l'aide de quelqu'un, il fait un effort pour répondre, il y parvient quelquefois, mais, chez certains malades, cet effort vient habituellement échouer sur les lèvres entr'ouvertes et parfois agitées d'un léger tremblement. Répétez la question, insistez pour obtenir une réponse si le malade reste muet, mais insistez en scandant votre question, en la posant impérativement et lentement de façon à donner au sujet le temps de la suivre, de la comprendre ; si vous lui parlez vite, le plus souvent il n'a pas le temps de saisir et il ne répond pas, il reste ahuri, hébété. Lorsqu'il peut suivre la question, on voit, au contraire, ses efforts redoubler, son anxiété s'accuser davantage et il finit, après un temps plus ou moins long, après maintes tergiversations, maints efforts, par donner une réponse confuse, embrouillée, un mot, quelques mots inachevés, un commencement de phrase, puis il retombe dans son état antérieur. Cette réponse, tardive, péniblement donnée, est, en général, brève ; elle accuse nettement la lenteur extrême des conceptions, leur confusion, un état d'inertie cérébrale. Pour peu que l'on pousse l'interrogatoire, qu'on le rende plus pressant, on multiplie les efforts du malade pour parvenir à prononcer quelques mots, on accroît rapidement, par fatigue cérébrale surajoutée, la confusion mentale et on le met bientôt dans l'impossibilité de donner la moindre réponse.— N'est-ce pas ce que l'on constate aussi, plus ou moins accusé évidemment, comme dans la confusion mentale primitive elle-même, à toutes les phases de la paralysie générale sans délire et n'est-il pas facile aussi, par un interrogatoire un peu pressant mais relativement court, d'amener chez le paralysé général une sorte d'épuisement total, momentané, de l'activité cérébrale psychogène ?

Comme il y a chez le confus primitif, typique, inertie cérébrale ou diminution considérable de l'activité cérébrale, il doit y avoir évidemment absence totale ou presque totale de volonté, peu ou pas d'attention consciente ; s'il y a encore un peu d'activité cérébrale, elle est analogue à celle qui produit le rêve incohérent et se traduit quelquefois par un verbiage lent et incohérent (Incohérence spéciale, par pénurie d'idées, différente de l'incohérence du maniaque, due, au contraire, à de l'hyperactivité cérébrale).

Ne pouvant donner qu'une attention extrêmement faible, et encore au moment précis où l'on fait appel à cette attention, le malade, dit M. Séglas, à qui nous faisons de nombreux emprunts pour la description de la confusion mentale primitive, le malade ne vit guère plus dans le présent que dans le passé, il n'observe plus, il ne s'intéresse à rien de ce qui se passe autour de lui, il ne pense même pas, il ne sait absolument plus comment il vit, il ne distingue même plus ses parents les uns des autres ou d'étrangers.

Il en est donc de la volonté du confus mental primitif et de son attention comme de la volonté et de l'attention du paralysé général progressif sans délire, qui ne conserve aucun souvenir des événements récents, chez qui les souvenirs du passé s'effacent peu à peu et qui arrive à ne plus distinguer ses parents des étrangers, ou même à ne plus distinguer sa vieille maison paternelle des habitations voisines. Le défaut remarquable de mémoire des faits récents chez le paralysé général progressif n'atteste-t-il pas que ce malade, comme le confus mental primitif, est privé d'attention, qu'il ne peut plus observer.

Arrivé à la convalescence ou à la guérison, le confus ne se rappelle généralement rien de sa maladie, des troubles qu'il a présentés notamment à la période d'état; cela n'a rien de surprenant : il ne peut pas y avoir de souvenirs sans impressions et perceptions préalables; or le malade ne remarquait rien, ne pouvait prêter attention à quoi que ce soit, ne comprenait rien puisqu'il n'avait aucune activité intellectuelle ou qu'il n'avait plus qu'une activité intellectuelle rudimentaire. Convalescents ou guéris, la plupart des anciens confus disent : « Je ne sais ce qui s'est passé, je ne comprenais rien, je ne pensais à rien, il me semble que je ne voyais rien » ou « je sais que j'étais comme cela parce qu'on me l'a dit ». Comme le dit M. Séglas, « on ne retient bien que ce qu'on a compris ».

Le paralysé général en rémission, relativement et temporairement amélioré en somme, nous apparaît comme le confus convalescent : il a retrouvé des souvenirs antérieurs au début de la paralysie générale, il ne lui reste rien ou presque rien des événements qui ont pu se dérouler autour de lui, rien de ses idées ou de ses actes durant la période qui va au moins de la seconde moitié de la phase de début de la paralysie générale au début de la rémission et il peut, par conséquent, être rapproché encore du confus.

La lenteur et la confusion extrême des conceptions

chez le confus primitif ont fatalement pour corollaire de la lenteur de la parole, de l'hésitation, de l'anônnement ; la lenteur et l'anônnement ou l'hésitation de la parole chez le paralysé général ne se rattachent pas uniquement à de l'incoordination musculaire, mais sont bien aussi l'expression d'une diminution de l'activité psychique; ne disparaissent-elles pas, du reste, temporairement, chez l'un et chez l'autre, lorsque, par suite de l'action de certaines causes sur lesquelles nous reviendrons plus loin, ils ont un peu d'excitation cérébrale, de suractivité psychique relative?

On a dit qu'il y avait chez le confus un trouble de la fonction du langage parce qu'il ne désigne plus les personnes ou les choses par leur nom, mais simplement par les mots « machin » — « chose », etc... Mais cela ne tient, à mon avis, qu'à la diminution générale de l'activité cérébrale, à l'état de torpeur dans lequel se trouvent toutes les facultés et notamment la mémoire et l'attention ; le malade ne peut plus penser dans le présent, comment veut-on qu'il puisse faire appel aux pensées du passé, c'est-à-dire réfléchir, comparer. Du reste, il ne peut pas non plus écrire et il ne le peut pas parce qu'il est incapable de penser et de vouloir suffisamment, ou, parfois, parce qu'il a une incoordination musculaire analogue à celle du paralysé général ; j'ai quelques spécimens d'écrits de confus typiques qui ne diffèrent d'écrits de paralysés généraux à la période d'état que par l'orthographe ; c'est un nom ou un prénom, que je n'ai pu obtenir que grâce à une insistance considérable ; tous les caractères sont irréguliers, forment un griffonnage analogue à celui d'un paralysé général à la seconde période, mais, avec un peu d'attention, on trouve toutes les lettres du nom ou du prénom, il n'y a pas d'omissions comme dans l'écrit analogue du paralysé général.

Tous ces troubles me semblent bien avoir les mêmes causes principales chez le confus mental primitif et chez le paralysé général ; puisqu'ils s'atténuent et disparaissent même presque totalement pendant les rémissions de la paralysie générale, complètement dès la convalescence de la confusion mentale primitive, c'est qu'ils ne se rattachent pas nécesairement à des altérations cérébrales organiques.

Le confus mental primitif type peut manger seul, s'habiller seul, mais il faut lui dire de le faire, l'inviter à le faire, parfois lui donner la première impulsion, car il n'a pas de volonté, pas d'initiative, il agit pour ainsi dire automatiquement ; le paralysé général sans délire, à la seconde période, peut se trouver dans les mêmes conditions.

Voilà pour les troubles principaux, en quelque sorte fondamentaux ; tous les malades ne sont évidemment pas ainsi ; ils diffèrent par le plus ou moins d'accentuation de tels ou tels des symptômes que je viens d'analyser.

Les troubles somatiques participent, en général, du caractère d'affaissement général, de la misère physiologique ; du reste la confusion mentale succède assez souvent à une affection physique générale, comme l'influenza, par exemple, à une débilitation générale consécutive à des tracas, à une série de grossesses, à un allaitement prolongé par une mère ou une nourrice débile ; on trouve toujours quelqu'altération de la santé physique comme cause déterminante de la confusion mentale, même lorsqu'elle paraît résulter d'un traumatisme moral. Le malade peut avoir de la fièvre, fièvre sans caractères précis, assez fréquemment susceptible d'être rattachée à des troubles gastro-intestinaux, à de l'embarras gastrique, à de la constipation, à de l'auto-intoxication d'origine gastro-intestinale. Il est plus ou moins amaigri, mais il l'est toujours un peu ; il se laisse aller, il n'a plus de ressort, il semble totalement privé d'énergie ; sa démarche est lente, parfois incertaine. Les pulsations sont faibles, les extrémités froides, cyanosées, comme la face. Les troubles digestifs sont assez constants : état saburral des voies digestives, constipation ou diarrhée ou alternance de diarrhée et de constipation, mais plus souvent constipation. L'alimentation est capricieuse : ou boulimie ou gloutonnerie ou refus des aliments, soit que le malade obéisse à une idée délirante, à une hallucination ne résultant souvent que d'un rêve, soit qu'il ne mange pas par suite d'aboulie, de manque absolu de spontanéité.

Des troubles semblables sont assez fréquemment présentés par les paralysés généraux, notamment pendant les premières phases de la paralysie générale progressive.

Enfin, dans la confusion mentale primitive, comme dans la paralysie générale progressive, l'examen microscopique du liquide céphalo-rachidien peut montrer une lymphocytose abondante.

B. Symptomes secondaires ou non constants. — On a relevé dans maints cas de confusion mentale primitive du tremblement musculaire, de l'incoordination (1) musculaire, du tremblement fibrillaire des muscles de la face, de l'orbiculaire des lèvres, mais ce tremblement est d'ordinaire peu accusé, il n'est pas continu comme chez le paralysé général et il ne s'accompagne pas, comme chez lui, de bredouillement, d'embarras et de tremblement de la parole ou, lorsque ces mêmes caractères sont manifestes, c'est que, comme je le dirai plus

(1) Facile à constater par les écrits obtenus de quelques confus.

loin, quelqu'intoxication exogène s'est ajoutée aux causes habituelles de la confusion mentale primitive simple.

. On peut remarquer aussi, chez le confus, de l'inégalité des pupilles, mais elle n'est peut-être pas aussi fixe, d'aussi longue durée que chez le paralysé général ; elle est plus variable. Les réflexes lumineux et accommodatifs sont conservés chez le confus, le premier est parfois un peu diminué. Les réflexes tendineux sont parfois exagérés.

Mais on ne constate pas chez le confus mental primitif la déformation du cercle pupillaire si fréquente dans la paralysie générale progressive et qui semble accuser la tare syphilitique.

Les troubles de la sensibilité sont, chez le confus primitif, comme chez le paralysé général, assez difficiles à apprécier en raison de l'état mental, mais, d'une façon générale, toutes les sensibilités semblent au moins très émoussées.

En somme, on rencontre chez le confus mental primitif, à l'accentuation près, presque tous les troubles somatiques du paralysé général progressif.

Cette analogie des symptômes de la confusion mentale primitive non délirante et de la paralysie générale progressive sans délire, analogie que nous retrouverons en parlant de l'évolution, nous permettrait de conclure déjà qu'il doit y avoir une grande parenté de causes ou tout au moins une grande analogie de causes, mais l'observation clinique complète et attentive apporte aussi cette conclusion ; et, si l'on voit les paralysies générales accompagnées de délire chez des descendants d'aliénés ou chez des sujets originellement prédisposés à l'aliénation mentale, c'est aussi chez des prédisposés à l'aliénation mentale vésanique que l'on observe la confusion mentale primitive avec délire. L'hérédité vésanique n'intervient pas plus dans la pathogénie de la confusion mentale primitive simple que dans la pathogénie de la paralysie générale progressive sans délire. De toutes les analogies que je viens de relever, je peux déjà noter cette déduction :

1° Des effets analogues devant être produits par des causes analogues chez des sujets non originellement prédisposés à l'aliénation mentale, c'est-à-dire chez des sujets analogues ;

2° Des effets analogues mais d'intensités différentes, très différentes, chez des sujets n'ayant pas de tare vésanique originelle, devant, par conséquent, différer par quelqu'autre tare, probablement acquise.

Tous les auteurs sont d'accord pour attribuer le plus grand rôle aux causes occasionnelles dans l'étiologie de la confusion mentale primitive, causes morales ou physiques susceptibles de débiliter l'organisme et de favoriser la genèse d'une auto-intoxication ou d'une auto-infection : chagrin, misère, excès, grippe, pneumonie grave chez un sujet débilité, fièvre typhoïde, puerpéralité, opération chirurgicale, traumatismes graves accidentels, physiques ou moraux, etc..., toutes les causes de la misère physiologique, toutes celles qui sont susceptibles d'amener un certain état de faiblesse irritable du système nerveux, de favoriser une auto-intoxication ou une auto-infection et notamment *la tuberculose pulmonaire qui s'accompagne parfois de confusion mentale de plus ou moins longue durée ainsi que l'établiront aussi les observations insérées plus loin*.

A côté de toutes les causes occasionnelles auxquelles je viens de faire allusion et qui sont aussi considérées comme causes occasionnelles de paralysie générale progressive, nous trouvons aussi, et je le fais remarquer spécialement à dessein, la tuberculose pulmonaire que quelques cliniciens font à juste titre intervenir dans l'étiologie de la paralysie générale progressive, mais ils lui font dans l'étiologie de ce syndrôme une place qu'elle ne mérite peut-être pas complètement, pas plus au moins que beaucoup d'autres causes occasionnelles; cela me semble ressortir suffisamment de ce travail.

Ainsi, nous trouvons dans l'étiologie de la confusion mentale primitive toutes les causes et les conditions de développement de la paralysie générale progressive, sauf une, sur laquelle tous les auteurs sont muets à propos de la prédisposition à la confusion mentale primitive : *la syphilis*.

Notre expérience clinique, que nous avons le droit d'invoquer après 27 ans de pratique dans des services publics importants d'aliénés confirme cette conclusion à laquelle nous amène l'analyse des travaux de maints aliénistes, à savoir que le confus mental primitif type n'est jamais un ancien syphilitique. Par conséquent, si comme je l'ai dit plus haut, le confus mental non délirant et le paralysé général non délirant ne diffèrent que par un point, que par une tare acquise, ce ne doit être que parce que l'un est primitivement syphilisé, — que l'autre ne l'est pas. D'où je déduis ces premières conclusions générales :

Des sujets non prédisposés à la folie, soumis à une action intense de causes de la confusion mentale, les anciens syphilitiques deviennent paralysés généraux sans délire, — les autres sont atteints de confusion mentale dite primitive, sans délire.

CONFUSION MENTALE DÉLIRANTE ET FOLIE PARALYTIQUE

Mais au sujet des liens de parenté des deux syndrômes, confusion mentale primitive et paralysie générale, et de la prédisposition, que nous enseigne l'étude comparative de la confusion mentale et de la paralysie générale progressive accompagnés de délire ?

Il est des confus qui, à côté des symptômes que nous venons d'analyser, présentent d'autres troubles, dits symptômes secondaires, que nous pouvons rencontrer isolément, successivement ou simultanément chez le même malade : par exemple *des idées délirantes* qui ont le plus souvent un certain caractère de mélancolie, de tristesse, quelque chose de pénible, idées de ruine, de damnation, de persécution, de culpabilité, de négation, de mort, de décomposition cadavérique ou même idées érotiques ou idées ambitieuses, plus particulièrement dans des moments d'excitation ; mais ces idées n'ont aucun caractère de systématisation, elles se succèdent quelquefois sans aucun lien, ne se manifestent souvent que par accès ou par à coups ; elles n'ont aucune consistance, aucune fixité sérieuse, disparaissent, laissant seuls les symptômes fondamentaux, réapparaissent, chevauchent enchevêtrées comme dans un rêve, souvent absolument contradictoires et niaises. Ne rencontre-t-on pas, assez communément pour qu'il soit inutile d'insister, des troubles tout à fait analogues, absolument comparables, chez des paralysés généraux à la seconde période ?

Les hallucinations ne sont pas rares chez les confus, surtout les hallucinations de la vue et de l'ouïe ; elles reflètent aussi le fonds de confusion qu'offrent les idées délirantes ; comme ces dernières elles sont le plus souvent aussi de caractère pénible, quelquefois terrifiantes et font ressembler le malade à un individu en proie à un cauchemar.

Comme chez les paralysés généraux qui ont aussi des hallucinations analogues, il est parfois assez difficile, en raison de la mentalité, de différencier l'hallucination de l'illusion.

La plupart des confus, simples, délirants ou hallucinés, sont sujets à des impulsions qui éclatent avec une soudaineté remarquable, que, le plus souvent, rien ne permet de prévoir. Ces impulsions sont tout à fait irrésistibles, inconscientes, elles ne s'accompagnent d'aucune discussion mentale, d'aucun phénomène de volition, elles ont le caractère d'actes purement automatiques ; n'éclatent-elles pas, du reste, chez des abouliques ? C'est tantôt un fou rire, tantôt un cri ; ce sont trop souvent des violences, le malade frappant, sans la moindre provocation, une personne qui passe à côté de lui, qui se trouve devant lui, — se jetant soudain sur une porte vitrée, sur une fenêtre dont il brise précipitamment tous les carreaux, etc...; parfois l'impulsion se traduit par un acte qui pourrait être considéré comme tentative de suicide (mais acte inconscient) : le malade passera brusquement par une fenêtre ouverte à côté de lui, comme il brisera l'objet qui se trouvera devant lui ; ces actes ont, à mon avis, tous les caractères de réactions de faiblesse irritable. Mais la meilleure preuve qu'il n'y a pas chez lui idée de suicide, calcul ni volonté, c'est qu'il suffit de lui crier un mot, de frapper le peu d'attention dont il est capable pour l'arrêter. La soudaineté de début de l'acte ne permet cependant que rarement d'intervenir assez tôt pour prévenir un accident, surtout lorsqu'on ne connaît pas bien le sujet.

Cet arrêt, sous l'influence d'un mot, est-il, comme le

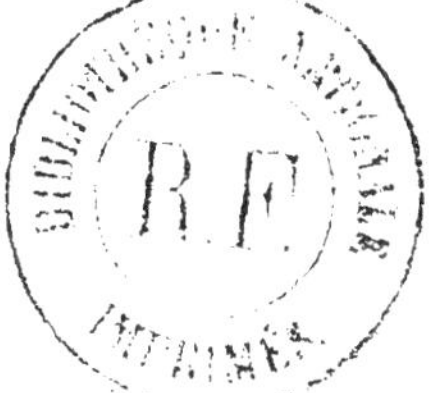

pense M. Séglas, l'expression de la docilité, c'est-à-dire l'effet d'une volonté qui s'incline devant une autre, qui se soumet à une autre? — Je ne le crois pas ; ce n'est que l'effet d'un appel à l'attention rudimentaire du malade, puisqu'il n'y a pas de volonté chez le confus type dont nous nous occupons et que, où il n'y a pas de volonté, il ne saurait y avoir docilité. Il en est évidemment de même chez les paralysés généraux dociles qui, présentant des troubles comparables à ceux que nous venons de voir chez certains confus, se calment ou s'arrêtent sous l'influence d'une interpellation, d'un compliment banal, etc.

L'agitation ou la dépression que l'on observe fréquemment chez le confus ou chez le paralysé général, ont également chez l'un et chez l'autre le même caractère, les mêmes causes ou des causes très analogues et elles sont habituellement sans rapport avec les idées délirantes ; elles peuvent se succéder ou alterner chez le même sujet, confus ou paralysé général.

Les nuits du malade, paralysé général ou confus, sont souvent troublées par des cauchemars et les hallucinations de la vue ou de l'ouïe ne sont *souvent* en quelque sorte que la conséquence, la prolongation de leurs rêves.

Chez le confus comme chez le paralysé général ces troubles secondaires que je viens de passer très rapidement en revue, accusent ou une auto-intoxication surajoutée (constipation opiniâtre et excitation) ou une tare originelle spéciale (descendant d'alcoolique, de cérébral ou d'aliéné). Et en effet chaque fois que l'on pourra se documenter sérieusement sur les antécédents des confus qui présentent des idées délirantes bien accusées, on trouvera une prédisposition originelle à l'aliénation mentale vésanique comme chez le paralysé général délirant.

Mais il peut arriver que l'on observe chez tel confus une prédominance délirante, surtout des préoccupations hypochondriaques par exemple, comme on rencontre des prédominances délirantes chez le paralysé général et on décrit ainsi des variétés de confusion mentale primitive comme on décrit des variétés de paralysie générale en se basant sur l'éclat de symptômes secondaires, mais les sujets chez lesquels on rencontre ces prédominances de phénomènes identiques, chez le confus et chez le paralysé général, avec une ébauche de systématisation en somme, sont tous originellement affectés d'une prédisposition à l'aliénation mentale, qu'un observateur un peu attentif aurait pu remarquer avant le début des syndrômes confusion mentale ou paralysie générale. Les renseignements sur les antécédents des malades confirment habituellement cette remarque.

L'analogie entre la confusion mentale et la paralysie générale est si grande que nous la voyons se continuer entre les variétés délirantes de la confusion mentale et de la paralysie générale dans leur évolution même. A la variété suraiguë, par exemple, de la confusion mentale, délire aigu, qui n'est à mon avis, que la confusion mentale suraiguë chez un sujet non syphilisé, répond, il me semble, la paralysie générale progressive suraiguë de quelques auteurs, sorte de syndrôme confusion mentale suraiguë chez un sujet syphilisé.

Si le délire du confus primitif n'a aucun rapport avec le caractère antérieur du malade, il en est de même du délire, du paralysé général; les idées délirantes semblent découler, le plus souvent, d'hallucinations d'origine onirique chez le confus comme chez le paralysé général ; ni chez l'un ni chez l'autre, il n'y a habituellement de coordination réellement logique d'idées délirantes, d'évolution progressive et logique du délire qui apparaît assez brusquement, comme la plupart des troubles bruyants qui surviennent dans le cours des deux états syndrômiques, qui disparaît pour réapparaître parfois avec une note, une couleur différente Mais, quand il s'efface, les caractères fondamentaux du syndrôme confusion mentale ou du syndrôme paralysie générale persistent plus saillants.

A la phase d'état, il n'y a, en réalité, perversion des sentiments affectifs ni chez le confus ni chez le paralysé général mais obnubilation, amoindrissement ou nullité de sentiments affectifs.

Et lorsqu'on remarque des paroxysmes délirants ou hallucinatoires, des agitations paroxystiques chez le confus ou chez le paralysé général, ils ont, en général, chez l'un et l'autre, mêmes causes attestées par les résultats de la thérapeutique ; ils se rattachent à des intoxications secondaires, à une sorte de surintoxication résultant soit d'une constipation opiniâtre, soit d'une rétention d'urines, soit d'excès accidentels, excès de table, excès alcooliques, etc... Parfois cependant ils peuvent être simple conséquence de la tare originelle ?

Le cyto-diagnostic du liquide rachidien atteste aussi l'analogie des causes déterminantes du syndrôme confusion mentale primitive et du syndrôme paralysie générale, qui ne diffèrent, d'après ce que nous venons de voir encore au point de vue de l'étiologie et de l'évolution, que par l'influence d'une cause prédisposante, la syphilis, qui diminue la résistance normale du système nerveux aux causes ordinaires du syndrôme confusion mentale.

Ainsi : le syphilisé soumis à l'action des causes déterminantes de la confusion mentale primitive devient paralysé général, mais la paralysie générale n'est pas une affection syphilitique, la syphilis seule ne peut pas donner la paralysie générale progressive. Les résultats purement négatifs de la thérapeutique anti-syphilitique opposée à la paralysie générale progressive affirmée auraient dû nous convaincre depuis longtemps, du reste : on sait depuis longtemps que le traitement curatif d'une maladie mentale n'agit pas, en général, ou n'agit que très faiblement contre la cause prédisposante mais que toute son action, ou la plus grande partie de son action se porte contre les causes déterminantes ou leurs effets ; l'insuccès constant du traitement anti-syphilitique affirmait donc en quelque sorte que la syphilis n'était que cause prédisposante dans la paralysie générale progressive. Et, s'il fallait encore une preuve à l'appui de cette démonstration, ne la trouverais-je pas dans cette remarque que je développerai plus loin : à savoir que la syphilis cérébrale n'est que rarement suivie de paralysie générale progressive (pourquoi? — je le dirai plus loin) ; combien, en effet, voit-on de syphilitiques hémiphlégiques devenir paralysés généraux ?

Je rapporterai dans un instant quelques faits qui montrent bien ce rôle de la syphilis dans la pathogénie de la paralysie générale.

Cela revient à dire, en somme, que la paralysie générale est le syndrôme confusion mentale primitive avec ses causes ordinaires exerçant leur action sur un terrain syphilisé.

Cette déduction a une très grande importance puisqu'elle explique la faillite du traitement antisyphilitique, comme traitement curatif, dans la paralysie générale progressive, puisqu'elle indique l'orientation à donner à la thérapeutique curative ou palliative de la paralysie générale progressive, la nécessité de combattre sans retard les causes déterminantes jugées jusqu'à ce jour un peu secondaires.

On peut toutefois, chez des sujets syphilisés non soumis à l'action prolongée de causes intenses ou multiples de confusion mentale, observer une confusion mentale distincte de la paralysie générale progressive ; on la rencontre, en général, chez des sujets relativement jeunes, dont la syphilis n'est pas de date très ancienne, accompagnée de symptômes de lésions spécifiques localisées, strabisme, commencement d'amaurose par exemple, avec ou sans délire, suivant que les sujets ont ou non une tare nerveuse originelle, mais cette confusion mentale est susceptible de rétrograder, de disparaître même sous l'influence d'un traitement dirigé non pas contre la syphilis mais contre les causes déterminantes de confusion mentale (repos cérébral, régime lacté, laxatifs, diurétiques, antiseptiques, etc.). (Voilà qui est bien fait pour légitimer de grandes espérances d'une thérapeutique nouvelle de la paralysie générale au début.) — Ce syndrôme non paralytiforme peut aussi passer à la chronicité comme la confusion mentale primitive du sujet non syphilisé. Il constitue, si l'on veut, une sorte de paralysie générale larvée. Les sujets atteints peuvent cependant devenir ultérieurement paralysés généraux bien caractérisés : quelquefois fort longtemps après cette que première atteinte de confusion mentale s'est dissipée le sujet syphilisé qui l'a présentée devient paralysé général sous l'influence d'excès, de fatigues ou d'autres causes habituelles de palysie générale. J'ai observé pour ma part un assez grand nombre d'exemples assez probants dont je relaterai quelques-uns.

On peut objecter, M. le Professeur Raymond, de Paris, (Académie de médecine, mars 1905), a objecté que les causes déterminantes de la paralysie générale de l'adulte, telles que l'on voudrait les faire admettre, ne permettraient pas d'expliquer le développement de la paralysie générale infantile, de la paralysie générale de l'enfant hérédo-syphilitique, chez lequel on ne serait pas fondé à invoquer la fatigue cérébrale, le surmenage, au moins dans la majorité des cas, mais si, comme tout l'atteste, les causes déterminantes habituelles de la paralysie générale de l'adulte sont bien celles que j'ai indiquées, l'objection tombe, car l'enfant est, on le sait, exposé à maintes causes déterminantes *équivalentes* d'auto-intoxication ou d'infection endogène, et par les troubles gastro-intestinaux si fréquents chez lui et par les fièvres éruptives de la première enfance ; il ne faut pas oublier que ce sont les enfants de la classe ouvrière, ceux qui se trouvent dans les conditions relativement fâcheuses au point de vue de l'hygiène générale qui fournissent surtout les cas de paralysie générale infantile. Enfin, est-on bien certain que l'enfant non syphilisé, dont le cerveau n'est pas plus surmené n'est jamais atteint de confusion mentale dite primitive du fait même d'auto-intoxications relevant en grande partie de troubles gastro-intestinaux ou de maladies infectieuses et ne considère-t-on pas comme idiots des enfants qui sont devenus déments comme certains adultes qui passent de la confusion mentale primitive dite démence aiguë, ou dite encore stupidité complète, à la démence stupide sans que la transition ait été appréciée? Je connais quelques exemples qui justifient ces questions, sur lesquelles je reviendrai, du reste.

Toute mon argumentation s'appuie sur des faits cliniques dont je vais rapporter un choix suffisant pour en établir le bien fondé :

Discussion de quelques faits cliniques

L'analogie entre les causes et les circonstances de développement de la confusion mentale primitive et de la paralysie générale progressive est telle que, de même que l'on rencontre encore assez fréquemment des paralysies générales conjugales, on observe des confusions mentales primitives conjugales ou à deux. En voici un double exemple qui atteste que si deux sujets syphilisés qui ont même genre de vie, mêmes émotions, qui font mêmes excès ou sont soumis aux mêmes causes de confusion mentale, deviennent simultanément paralysés généraux, deux sujets non syphillsés, ayant même origine, même genre de vie, peuvent, s'ils sont exposés simultanément aux mêmes causes être atteints simultanément de confusion mentale primitive, même avec troubles secondaires analogues.

Observations I et II

F... Francine, âgée de 31 ans, entre dans le service au commencement de juin 1900. Elle a de bons antécédents héréditaires, mais elle a eu, il y a plus de huit ans, un enfant mort né (syphilisée). Elle entretenait des relations avec un voyageur de commerce, comme elle syphilisé ; ils menèrent joyeuse vie, faisant ensemble de fréquents excès de table et autres très probablement ; ils vinrent tous deux après s'être mariés, terminer leur existence à l'asile de Maréville, tous deux atteints de paralysie générale progressive classiquement caractérisée.

C'est là un double fait banal de paralysie générale conjugale.

Observations III et IV

Le double fait suivant de confusion mentale simultanée chez le frère et la sœur paraît évidemment plus intéressant :

Le frère et la sœur B... ont perdu leurs parents, le père est mort depuis 37 ans ; la mère depuis deux ans ; nous n'avons aucun renseignement au point de vue de l'hérédité nerveuse, mais il semble y avoir chez les B... une tare familiale, car un troisième enfant issu de la même souche que nos malades est timide, craintif.

Les deux sujets, G... et C..., qui nous occupent spécialement vivaient ensemble, célibataires tous deux, la sœur est âgée de 42 ans, le frère de 45 ans. Ils n'ont qu'une instruction très peu développée, ils comprennent peu le français (sujets allemands) ; ils habitaient la France depuis quelque temps lorsqu'ils reçurent d'un percepteur, auquel ils devaient une somme de quarante-quatre francs, un avertissement, des menaces de poursuites, de saisie, ils s'exagérèrent les conséquences des menaces (choc moral) « ne connaissant pas l'importance du papier rouge » qu'ils ont reçu, nous dira plus tard la malade ajoutant : « tout nous a tourné dans la tête, nous n'avons plus su ce que nous faisions, j'ai craint d'être arrêtée, d'être envoyée dans une prison de feu » ; la sœur jette des pierres aux passants, donne un coup de couteau au curé de son village, le frère et la sœur se frappent, se donnent des coups, ils ont la face couverte d'ecchymoses lorsqu'on les incarcère, et ils sont anxieux.

Tous ces actes, est-il besoin de le faire remarquer, n'étaient qu'actes automatiques, expression de faiblesse irritable, actes inconscients et ne pouvaient pas, comme l'ont pensé tout d'abord les voisins, être considérés comme actes volontaires, comme conséquence d'idées de vengeance, ni comme tentatives de suicide.

Le frère et la sœur ont été finalement envoyés tous deux à l'Asile de Maréville où l'on vit le frère déprimé, parfois un peu anxieux, ne répondant que très tardivement, très lentement aux questions les plus pressantes, ne s'alimentant pas spontanément, — où la sœur présenta tous les symptômes de la confusion mentale primitive, notamment lenteur et confusion extrême des conceptions, avec fréquents accès d'excitation motrice, violences non motivées sur les personnes qui se trouvaient à côté d'elle, bris de vitres, etc.., Elle a des moments de rémission dans lesquels elle déclare qu'elle ne sait pas pourquoi elle a été violente, etc...

Voici un exemple qui, entre autres enseignements, établit assez bien, il me semble, la pathogénie de la paralysie générale progressive et comment elle peut éclater facilement, même peu de temps après l'infection syphilitique, bien que ce ne soit pas la règle générale :

Observation V

C... Ernestine, née en juillet 1867, célibataire, sachant lire, écrire et compter, entre dans le service fin *juillet 1896*.

Antécédents familiaux. — Son père est mort subitement ; sa mère est bien portante ; une sœur aînée est très nerveuse ; trois autres sœurs et un frère ne présentent rien d'anormal, mais ces derniers renseignements mériteraient contrôle, car ils sont donnés par la malade.

Antécédents individuels. — C... a été réglée très jeune et régulièrement ; elle n'a jamais eu de maladies graves ; cependant elle nous dit avoir fait un séjour dans un hospice ou un asile (?) où on lui aurait fait prendre des bains et des douches. Elle aurait toujours été un peu nerveuse.

Début. — D'après le certificat médical à fin d'admission dans un service d'aliénées, les troubles qui amènent C... à l'Asile de Maréville remonteraient à quelques semaines « d'abord légers », ils se seraient aggravés progressivement.

Etat à l'arrivée dans le service. — C... est une femme d'assez forte constitution, de taille un peu au-dessus de la moyenne, ne présentant pas de stigmates physiques apparents de dégénérescence.

Les pupilles, égales, réagissent bien à la lumière et à l'accommodation. Les deux avant-bras portent des traces de liens ; la malade aurait donc été ligotée dans sa famille ou à l'hôpital où elle a été mise en observation avant l'envoi à l'Asile de Maréville.

Après quelques instants de calme relatif, pendant lesquels elle répond assez bien à nos questions, ses réponses accusant toutefois de l'obnubilation intellectuelle, calme peut-être dû à la fatigue d'un assez long voyage (elle vient d'un département non voisin) et au changement de milieu, elle devient bientôt loquace, incohérente, très mobile.

Etat ultérieur. — Dans mon certificat de vingt-quatre heures, je donne le diagnostic manie « caractérisée principalement par un désordre général des idées et des actes, de la loquacité incohérente, de l'insomnie », etc. A aucun moment je ne relève de troubles somatiques qui puissent faire douter de l'exactitude de ce diagnostic.

L'excitation ne commence à tomber que vers la fin d'août ; l'amélioration ne progresse que lentement, bien que la malade aît suivi un traitement hydrothérapique assez complet.

Etat normal. — Fin décembre 1896, elle paraît revenue à son état normal et elle est rendue à sa famille.

En liberté (1896 à 1903). — Elle contracte la syphilis et elle n'est probablement pas soignée ou ne l'est que très imparfaitement.

En janvier 1903. Six ans après sa sortie de l'Asile de Maréville, nous la retrouvons dans un hôpital dont le médecin la considère comme « dangereuse pour la sécurité et la morale publiques » et la fait bientôt passer dans un autre établissement d'assistance, qui nous l'envoie le 7 mars 1903.

7 mars 1903. — Bien qu'hospitalisée constamment depuis

plus de six semaines, C... arrive dans le service la peau parsemée de plaies plus ou moins étendues, quelques-unes en voie de cicatrisation, d'autres en pleine suppuration, d'autres recouvertes de croûtes, anciennes pustules probablement étendues par grattage. Elle est loquace, incohérente, chante, mais ce sont toujours les mêmes mots qui reviennent, elle se déplace sans cesse, quitte à chaque instant son lit, renverse sa literie ; son excitation est fréquemment paroxystique, mais les paroxysmes sont de courte durée.

Lorsqu'on peut obtenir quelques réponses, elle se dit, par exemple, âgée de sept ans, se montre heureuse, satisfaite ; elle rit, du reste, à chaque instant et répète souvent « je suis bien heureuse, je suis bien heureuse ». L'aspect huilo-terreux de la peau, le bredouillement et le tremblement de la parole font immédiatement penser à la paralysie générale progressive. Les pupiles sont contractées et l'appréciation des reflexes est rendue particulièrement difficile par l'excitation.

Etat ultérieur. — L'agitation (comparable à de l'excitation maniaque) persiste jusqu'au commencement d'avril 1903 ; elle est telle qu'il est presque impossible de fixer un peu l'attention ; elle s'étend à la plus grande partie de la nuit. Lorsque l'excitation tombe, l'état physique général semble s'améliorer mais les symptômes de paralysie générale s'accusent franchement : obnubilation intellectuelle extrême, hébétude particulière, satisfaction personnelle enfantine, niaise ; la malade donne cette réponse à presque toutes les questions : « *je suis heureuse, je suis bien heureuse* » ; lenteur et tremblement de la parole, écriture caractéristique ; tremblement fibrillaire des muscles de la face, de la langue ; inégalité des pupilles qui ne réagissent pas à la lumière, exagération de reflexes tendineux, etc...

La malade fut traitée sans le moindre succès, par des injections sous-cutanées de benzoate de mercure ; je trouve dans mes notes :

5 mai, matin. — Huitième injection de benzoate de mercure ; premières manifestations d'idées de grandeur, s'écrie : « je suis baronne » lorsque nous nous approchons d'elle.

9 mai, matin. — Vingtième injection de benzoate de mercure ; hébétude, confusion extrême, ne répond à aucune question, pleurs automatiques, ne semble comprendre aucune question.

Elle mourut fin juin 1903, par suite de pleurésie ; l'autopsie confirma complètement le diagnostic.

Remarque. — Cette observation n'est-elle pas complètement à l'appui de mon opinion relative à la pathogénie de la paralysie générale progressive ? Voilà une fille qui semble née avec une prédisposition à l'aliénation mentale vésanique ; comme première conséquence de sa tare originelle, et comme attestation de cette tare, elle a deux accès d'excitation maniaque à quelques années d'intervalle ; elle paraît donc menacée de nouveaux accès d'excitation maniaque.

Après le second accès d'excitation maniaque, elle contracte la syphilis, et, lorsque se fait sentir l'action de causes déterminantes analogues à celles qui ont occasionné ce second accès, c'est encore de l'excitation qui apparaît, mais ces causes agissent sur un cerveau qui n'a plus seulement la tare originelle que nous avons vue seule en jeu, comme cause prédisposante, dans les deux premières atteintes de folie vésanique, mais aussi une nouvelle tare qui a rendu son organisation particulièrement fragile, la tare spécifique acquise ; c'est à la résistance encéphalique amoindrie, plus peut-être qu'à l'augment d'intensité des causes déterminantes de folie vésanique qu'est due, par conséquent, cette paralysie générale progressive.

Enfin, nous voyons le traitement antisyphilitique institué exercer plutôt une influence fâcheuse, mais le début relativement précoce de cette paralysie générale après l'infection syphilitique semble confirmer l'opinion de M. le Professeur Fournier lorsqu'il dit que, si le traitement de la syphilis a été complet, le sujet sera moins exposé à devenir paralysé général ou ne le deviendra que plus tardivement. (Il est pour moi certain que la syphilis de C.... n'avait pas été traitée du tout).

Observation VI

L'observation suivante est rendue particulièrement intéressante par les renseignements très précis qui m'ont été donnés par un confrère assez familiarisé avec les questions d'aliénation mentale et qui est depuis fort longtemps le médecin de la famille de la malade ; elle est intéressante aussi par l'évolution de la paralysie générale :

Mme R. B. entre dans mon service au commencement de l'année 1898 ; âgée de 33 ans, elle a joui d'une bonne santé jusqu'à son mariage (remontant à 8 ans), peu de temps après lequel elle est atteinte de syphilis en apparence bénigne et qui n'est que peu traitée (non seulement parce que bénigne mais parce que l'on craignait de lui faire connaître la nature de son mal). Elle eut deux grossesses : la première se termina par un avortement, la seconde par accouchement à terme d'un enfant vivant bien constitué. Intelligente et laborieuse, à la tête d'un établissement industriel, assez important, c'est elle qui, dans le ménage, donne la plus grande somme de travail physique et surtout cérébral ; les journées ne suffisent pas à son ambition d'augmenter la prospérité de la maison, elle trouve dans des veilles, parfois assez prolongées, un surcroît de fatigue cérébrale ; aussi au commencement de l'année 1896, sa santé s'altère-t-elle. Son médecin croit tout d'abord se trouver en face d'un cas de dépression cérébrale neurasthénique ; la jeune femme se plaignait de ne pouvoir plus travailler, d'incertitudes de la mémoire, de difficulté d'association des idées, de diminution de la volonté, elle accusait elle-même une émotivité extrême et bientôt on pensa à la démence ; elle oubliait les règles les plus élémentaires de la bienséance, négligeait sa tenue ; puis, environ un an après le début, le médecin de la famille remarqua des troubles somatiques accusant nettement de la paralysie générale progressive : embarras de la parole, lente, traînante, tremblement de la langue, des lèvres et des muscles de la face, plus tard tremblement des membres, incoordination musculaire, troubles pupillaires, etc.

Lorsque cette malade arriva dans mon service, elle présentait tous les signes classiques de la paralysie générale progressive à la seconde période (période d'état) et ce diagnostic s'imposait : son état général permettait de penser à un terrain arthritique.

Elle vit encore ; le début des troubles remonte à plus de neuf ans et son état physique actuel, bien qu'il y ait un peu d'amaigrissement, parfois un peu de dysphagie, permet de supposer qu'elle vivra de longs mois encore, si, comme certains confus stupides, elle ne se passe pas de l'inertie complète actuelle à la chronicité. Elle ne comprend plus les questions les plus simples, ne parle plus, ne s'intéresse absolument à rien, est gâteuse, mais son état physique général n'est pas en délabrement en rapport avec la déchéance intellectuelle.

Remarques. — Chez cette paralysée générale, nous avons comme causes :

1° Prédisposante originelle probable : arthritisme ;

2° Prédisposante acquise : syphilis ;

3° Déterminantes certaines : les causes du syndrôme confusion mentale primitive, engendrées par un surmenage intellectuel certain et dont les premiers effets sont des symptômes de confusion mentale primitive avec conscience.

La malade était originellement bien constituée, sans tare nerveuse appréciable, *aussi n'a-t-elle jamais de délire et la paralysie générale évolue-t-elle sans rémittences.* Mais il y a lieu aussi de noter que Madame R. B... fut soignée très tôt, tout au début, puisqu'elle avait encore conscience de l'altération de sa santé lorsque le médecin fut appelé, et de remarquer qu'elle ne fit jamais d'excès de table ou autres, que son état physique général était antérieurement très satisfaisant et que, par conséquent, les causes d'actions toxiques sur le système nerveux, se trouvaient réduites aux conséquences de la fatigue cérébrale. Cela explique, à mon avis, la lenteur de l'évolution.

On est autorisé à penser qu'une telle paralysie générale pouvait être combattue avec succès au début si la malade avait été immédiatement mise au repos absolu et si son régime et son traitement avaient répondu aux indications thérapeutiques qui découlent de la connaissance des causes de la confusion mentale primitive.

C'est une hypothèse assez vraisemblable que justifient bien un peu, à mon avis, et cette observation et les exemples suivants, de deux syphilisées qui, présentant tous les symptômes psychiques ou psycho-sensoriels de la confusion mentale primitive au début, c'est-à-dire d'une paralysie générale au début, mais mises au repos et traitées précocement, n'ont pas donné l'évolution de la paralysie générale progressive. Ce sont deux exemples caractéristiques, à mon sens, de ce syndrôme, que j'ai signalé plus haut, intermédiaire à la confusion mentale primitive du sujet non syphilisé et à la paralysie générale progressive.

Observation VII

D. C. J. ., née en 1859, ancienne domestique, fille mère, sur les antécédents de laquelle nous n'avons pas de renseignements précis, est manifestement une syphilisée dont l'infection syphilitique est déjà ancienne car elle est porteuse de cicatrices cutanées scléro-gommeuses et d'altérations de la boîte crânienne qui ne laissent aucun doute.

A son arrivée dans le service (mai 1880), elle nous dit, du

reste que, placée à l'hôpital Beaujon (Paris), il y a environ deux ans, pour y faire traiter une plaie très étendue de la face interne de la cuisse gauche (?), on lui prescrivit du sirop de Gibert et des frictions mercurielles. Peu de temps après son admission à l'hôpital, elle eut des idées noires, elle s'imaginait que les surveillantes de Beaujon lui en voulaient ; elle entendait des voix, elle avait des visions ; elle quitta l'hôpital pour aller se soigner dans son pays (annexé) où, à peine arrivée, elle fut séquestrée à l'Asile d'aliénées de S., d'où elle fut transférée à Maréville. – Elle nous arrive avec un niveau intellectuel manifestement abaissé ; une confusion mentale très accusée après un court interrogatoire un peu pressant, de l'incohérence par hypo-idéation, de la lenteur de la parole, une simple paresse des pupilles à l'action de la lumière. Elle n'a aucun sens moral — puis, nous la voyons sujette à des moments d'excitation caractérisée surtout par de la verbigération grossière avec contentement enfantin et une instabilité continuelle, accès d'un à deux jours de durée, après lesquels elle paraît plus confuse et semble complètement égarée. Nous notons souvent de l'inégalité des pupilles Ces accès se répètent à intervalles variables pendant quelques années et D... arrive peu à peu à la déchéance intellectuelle que nous constatons aujourd'hui, caractérisée par un raisonnement absolument enfantin, par une altération profonde de la mémoire, des sentiments affectifs et de toutes les facultés ; elle se dit, par exemple, âgée de 60 à 70 ans, à Maréville depuis 40 ans, et elle est absolument indifférente à l'égard des siens ; elle s'occupe encore cependant, est propre et montre même un peu de coquetterie enfantine. Elle ne présente pas de troubles somatiques nouveaux qui ne soient en rapport avec les progrès de l'âge.

Remarques. — Grâce à une hospitalisation assez prés coce nécessitée par le traitement d'une plaie, cette fille s'est trouvée dès l'apparition des troubles intellectuels soumise à un traitement général (repos obligé, régime alimentaire régulier, soins physiques, bonnes conditions d'hygiène générale, etc....) qui l'a préservée de la forme grave du syndrôme confusion mentale des sujets syphilisés, c'est-à-dire de la paralysie générale progressive.

(Je ferai remarquer incidemment que le traitement mercuriel employé à l'hôpital Beaujon, ne semble pas avoir eu d'influence favorable sur les troubles intellectuels).

Autre exemple à l'appui de cette appréciation de l'observation précédente :

Observation VIII

C... Marie, employée de commerce, dont trois frères sont morts de méningite, née en janvier 1882, entre dans le service en octobre 1901, âgée de 19 ans, depuis longtemps syphilisée, mais peu soignée. Le début des troubles mentaux remonte au mois de janvier 1900 (elle avait alors 18 ans) ; la malade souffrait de céphalée continue, elle sentait parfois qu'elle « perdait la tête » ; qu'elle ne « savait plus ce qu'elle disait », elle dut quitter son magasin pour rentrer dans sa famille. En janvier 1900, elle se précipite d'une fenêtre d'un second étage voulant poursuivre un neveu qui se trouvait dans une maison située de l'autre côté de la rue (acte absolument irréfléchi analogue à ceux que commettent les confus primitifs) ; elle ne se fait que des blessures relativement peu graves qui ne nécessitent qu'un mois d'alitement. Elle peut ensuite vaquer aux travaux du ménage secondant sa mère.

Mais, au début d'octobre, les voisins font courir le bruit qu'elle est syphilitique, on la signale à la police qui la fait hospitaliser d'office dans un service de vénériennes où elle ne tarde pas à présenter de nouveaux troubles intellectuels qui motivent l'envoi à Maréville.

A l'entrée, nous constatons divers signes physiques de dégénérescence, denture irrégulière, dents mal implantées, voûte palatine ogivale, lobules des oreilles sessiles, nous notons un léger strabisme convergent de l'œil droit, de la dilatation des pupilles qui réagissent paresseusement à la lumière, une légère difficulté de prononciation, de l'anesthésie du bras droit, une diminution de la sensibilité à gauche, la conservation sans exagération marquée des réflexes tendineux, la malade se plaint de céphalée, avec paroxysmes à l'approche de la nuit, parfois vomissements ; elle a de l'amnésie, de la confusion mentale, parfois conscientes ; elle est incapable de donner assez d'attention pour faire les multiplications les plus simples, pour résoudre des problèmes absolument enfantins et cependant elle écrit encore assez correctement sous la dictée et sans faute d'orthographe. (Je rappelle qu'elle est tombée d'un second étage).

Cet état persiste pendant quelques semaines, les pupilles étant tantôt ponctiformes, tantôt dilatées, parfois inégales, puis il s'atténue sous l'influence du traitement (sirop de Gibert, puis iodure de potassium, régime surtout composé de lait, d'œufs, repos complet, etc...) et nous la rendons très améliorée, consciente, à sa famille fin février 1902.

Elle rentre dans le service en juillet 1903, ayant outre une confusion mentale très accusée et de l'amnésie, des hallucinations de la vue et de l'ouïe avec phobies sous l'influence desquelles elle commet des actes dangereux, bris de vitres, escalades, etc..., actes accomplis tout à fait aveuglément, Elle voit, par exemple, près de son lit un fantôme qui l'accuse de la mort d'un de ses frères. Aprés quinze jours de repos et de traitement, ces troubles se dissipent encore, elle rentre de nouveau chez ses parents.

Elle nous est renvoyée le 15 août 1904, à la suite de chagrins, de tracas et de fatigues causés par la perte de sa mère, avec une mentalité analogue à celle dont je viens de parler : obnubilation intellectuelle après le moindre travail cérébral, troubles de la mémoire, hallucinations ou illusions de la vue et de l'ouïe, phobies sous l'influence desquelles elle se livre à des actes dangereux, faiblesse irritable (un bruit qui la surprend brusquement détermine un acte soudain inconscient). Par repos, régime spécial, lait et œufs, laxatifs, nous obtenons encore une amélioration rapide et il ne reste bientôt plus qu'une simple diminution du niveau intellectuel, l'état physique est satisfaisant.

Remarques. — Ainsi, voilà une jeune fille, sœur de trois sujets décédés par suite de méningite, syphilisée depuis plus de cinq ans, qui, présentant des troubles mentaux analogues à ceux qui caractérisent le syndrôme confusion mentale primitive, variété délirante ou hallucinatoire, commet des actes inconscients analogues à ceux que peuvent accomplir les confus primitifs proprement dits ou les paralysés généraux, qui éprouve une violente commotion cérébrale (chute d'un deuxième étage), mais qui, traitée sans retard pour tous les accidents que nous avons signalés, peut reprendre bientôt la vie de famille. De nouveau privée de soins rationnels et de surveillance, elle sera affectée de nouveaux troubles dont un traitement rationnel précoce aura encore raison. Les accidents qui la ramènent une troisième fois dans le service, ne sont-ils pas analogues à ceux que l'on observe dans certains cas de confusion mentale primitive, chez des sujets non syphilisés ; confusion et lenteur des conceptions, délire onirique, faiblesse irritable et actes inconscients consécutifs, etc... ; ils se produisent à la suite de chagrins, de tracas et se dissipent encore.

Cette jeune fille réunissait évidemment toutes les conditions les plus essentielles susceptibles de donner un nouveau cas de paralysie générale progressive à évolution même rapide, et cependant le diagnostic paralysie générale progressive, telle qu'on l'entend encore aujourd'hui, ne serait pas encore fondé. Elle serait paralysée générale, à mon avis, si elle avait été moins surveillée et moins soignée, si elle avait été exposée à des excès, à des souffrances physiques, à la misère. Elle est relativement bien aujourd'hui et il serait, je crois, possible de la maintenir ainsi, avec une légère diminution seulement du niveau intellectuel, à la condition de lui assurer repos cérébral et fonctions régulières des appareils de la vie végétative, c'est-à-dire d'éloigner d'elle toutes les causes habituelles de confusion mentale primitive (1).

Il me serait facile de multiplier les exemples semblables aux deux précédents. Je rapprocherai du cas de C... celui d'une paralysée générale juvénile, hérédo-syphilitique ; il est particulièrement intéressant en ce qu'il fait bien ressortir le rôle de la syphilis comme cause prédisposante et d'autres infections ou intoxications comme causes déterminantes :

Observation IX

E. J... célibataire, ayant su lire, écrire et compter, ouvrière dans une fabrique d'objets dorés, a toujours vécu chez ses parents. Née en août 1882, elle est agée de 20 ans lorsqu'elle entre dans mon service, fin novembre 1902. Les renseignements sur les antécédents familiaux sont remarquables ; elle est fille de veufs remariés, par conséquent du second lit des deux époux :

LIGNE PATERNELLE	LIGNE MATERNELLE
Grand'père présentant de l'affaiblissement intellectuel dans les dernières années de sa vie, mais décédé à 83 ans.	Une grande tante aliénée.
Père contracte la syphilis en 1872, éprouve des accidents secondaires graves et, en 1876, devient paraplégique spasmodique avec exagéra-	Mère a de son premier mari : 1° un enfant normal âgé de 30 ans lorsque notre malade arrive dans le service ;

(1) Toutes ses lettres à ses parents sont bien écrites et sans omissions anormales.

LIGNE PATERNELLE (SUITE)	LIGNE MATERNELLE (SUITE)
tion des réflexes, contractures, etc... Il présente, en outre, des signes caractéristiques d'intoxication alcoolique ancienne, signes de la phase paralytiforme.	2° un enfant normal decédé à l'âge de deux ans.
Marié à une tuberculeuse, en 1875, trois ans après l'apparition du chancre infectant, il est veuf après dix mois de mariage.	Devient veuve.

Veuf et veuve s'unissent ; la femme est atteinte de syphilis deux mois après le mariage ; néanmoins cinq enfants naissent de cette union :

1° Une fille après dix mois de mariage, elle a des convulsions infantiles, puis des tics jusqu'à l'âge de 7 ans ;

2° Une fille née à terme trois ans après la précédente, décédée à l'âge de 13 ans par suite d'accidents spécifiques ;

3° Une fille (notre malade), née treize mois après la seconde présente les premiers symptômes de paralysie générale progressive à l'âge de seize ans ;

4° Une fille née quatre ans après notre malade, relativement forte, n'ayant éprouvé aucun accident ;

5° Un garçon, âgé de huit ans lors de l'admission de J.... dans notre service ; en bonne santé, mais nerveux.

Antécédents personnels. — Née fin août 1882, E. J... n'a pas eu de convulsions dans le bas-âge ; elle fréquente l'Ecole communale jusqu'à l'âge de treize ans, apprend facilement à lire, écrire, compter, etc..., montre une intelligence normale. De 13 ans à 17 ans, elle travaille dans une fabrique d'objets dorés, elle posait des feuilles d'or dans un atelier rempli de poussières des substances qui recouvraient ces feuilles, dit un parent. Elle est restée dans cette fabrique jusqu'à l'âge de 17 ans, mais elle était souvent malade dans la dernière année et ses patrons moins satisfaits de son travail que de celui des trois premières années, avaient diminué son salaire, en raison de la diminution appréciable de son habileté professionnelle. Voilà qui semble bien indiquer que cette jeune fille présente des troubles dès l'âge de 16 ans au moins.

C'est un accident apoplectiforme qu'elle a en 1899 qui détermine ses parents à la garder à la maison. Elle reste avec eux pendant quatre mois environ et ils la placent (rémission) comme bonne d'enfants, mais elle doit regagner le foyer paternel trois mois après, souffrant de violentes céphalées. Elle présentait depuis longtemps déjà de l'affaiblissement intellectuel, du tremblement des membres supérieurs, de la difficulté d'articulation des mots, etc... En janvier 1901 ; second accident apoplectiforme ; en septembre 1902, nouvelle crise apoplectiforme, comme la précédente suivie d'excitation avec exhibitionnisme, boulimie, etc..

En novembre 1902, hospitalisation à la suite d'une crise épileptiforme.

A l'arrivée dans le service nous constatons de l'inégalité des pupilles qui ne réagissent pas à la lumière et presque pas à l'accomodation, de la lenteur et du tremblement de la parole, sans tremblement bien accusé de la langue, un peu de parésie du membre supérieur droit, de l'incertitude de la marche semblant tenir surtout à un peu de parésie du membre inférieur droit, de l'exagération du réflexe patellaire, une abolition du réflexe plantaire, de l'excitation motrice et une maladresse caractéristique ; la malade est incapable d'écrire un mot, même avec un modèle sous les yeux et malgré de nombreux essais. La déchéance de toutes les facultés est générale et bien accusée, E.... est gâteuse, incapable de s'habiller seule, triture ses excréments avec les doigts, etc.

Elle se cachectise peu à peu et meurt dans le service, cinq ans au moins après l'apparition des premiers troubles. L'autopsie confirme bien le diagnostic paralysie générale progressive.

Remarques. — Nous trouvons dans les antécédents de cette jeune fille :

a) 1° De l'hérédo-syphilis et de l'hérédo-alcoolisme (père) ;

2° De l'hérédité nerveuse (grand'tante aliénée) ;

b) Cependant elle reste normale et en bonne santé jusqu'à l'âge de treize ans, époque à laquelle on la place dans un atelier où bien jeune encore, surtout étant donnés ses antécédents, elle peine dans une atmosphère dangereuse, où elle rencontre évidemment toutes les conditions d'une intoxication rapide, du reste manifestement apparente après trois ans d'atelier.

c) Comme le début du syndrôme confusion mentale primitive proprement dite, le début des troubles intellectuels et physiques est insidieux ; c'est ainsi qu'elle peut travailler une quatrième année, mais à salaire réduit.

Il paraît bien résulter de cette observation que ce sont les conditions de milieu et de travail qui ont déterminé un syndrôme tout d'abord semblable au syndrôme confusion mentale primitive type, mais ces causes ont trouvé un terrain particulier auquel est due l'évolution grave que nous avons vue. La paralysie générale progressive nous apparaît ainsi comme la forme la plus grave de la confusion mentale primitive, sa gravité résultant surtout de l'état particulier dans lequel le système nerveux a été antérieurement mis par la syphilis ou l'hérédo-syphilis, cause prédisposante.

Incidemment, je ferai remarquer que cette paralysie générale n'a pas eu la marche relativement très rapide que l'on attribue à la paralysie générale juvénile et cependant nous avions dans ce cas un ensemble de causes prédisposantes et déterminantes très graves que l'on voit rarement ainsi réunies. Mais nous avons eu ici des renseignements assez précis pour remonter jusqu'à la phase prodromique, ce qu'il n'est probablement pas possible de faire habituellement.

Il me semble bien que la plupart des cas de paralysie générale juvénile n'échappent pas plus que celui-là à la règle générale et que tout ce que j'ai dit des rapports de la confusion mentale primitive et de la paralysie générale de l'adulte peut s'appliquer à la paralysie générale juvénile, les équivalences de causes déterminantes étant faciles à établir dans la très grande majorité des cas de paralysie générale infantile ou juvénile, ainsi que je l'ai indiqué dans la première partie de ce travail.

Quant au rôle de la tuberculose dans la pathogénie de la paralysie générale, rôle que quelques aliénistes, dans ces dernières années, tendent à assimiler à celui de la syphilis, voici des exemples qui me paraissent montrer assez ce qu'il peut être réellement :

Observation X

Je recevais, en 1897, une jeune fille qui sortait de l'hôpital général de Nancy, service de M. le Professeur P. Spillmann où elle avait été admise atteinte de tuberculose pulmonaire et chez laquelle, à la suite d'indiscrétions lui faisant connaître sans précaution la nature de sa maladie, avait éclaté une céphalée violente, bientôt accompagnée de confusion mentale avec anxiété continue et extrêmement accusée, troubles qui motivèrent l'envoi à l'asile de Maréville.

A l'arrivée de la malade dans mon service, je constatais de l'incertitude de la mémoire, une lenteur extrême et de la confusion des conceptions, un manque absolu de spontanéité, et, deux mois après, sous l'influence d'une amélioration de l'état physique, l'état mental se modifiait, la confusion des idées était moindre, de l'excitation cérébrale avec anxiété, *sensiblerie*, pleurs extrêmement faciles, se produisait à l'occasion de la plus légère fatigue cérébrale, après quelques instants de conversation ; enfin, la santé physique continuant à s'améliorer franchement, l'état mental redevint normal et Mlle X... quitta Maréville avec un embonpoint tel que l'on n'aurait jamais cru qu'elle avait été tuberculeuse.

Observation XI

Peu après, j'observais une infirmière tuberculeuse qui présenta des troubles intellectuels identiques, à début brusque, absolument dans les mêmes conditions (je fus témoin de leur éclosion) ; ils se sont dissipés, sans amélioration de l'état physique, lorsque j'ai fait remarquer à cette fille qu'elle se trouvait absolument dans le même état que Mlle X... dont je viens de parler, qu'elle avait soignée elle-même et que, par conséquent, elle verrait aussi sa santé physique s'améliorer bientôt.

Remarques. — Aucune de ces deux jeunes filles n'était syphilitique ; toutes deux tuberculeuses, elles présentent toutes deux des troubles intellectuels analogues à l'occasion d'un choc moral ; la première apprend qu'elle est tuberculeuse, entend dire qu'elle est perdue, aussitôt apparaît le syndrôme confusion mentale qui commence à se dissiper dès que sa santé physique s'améliore ; chez la seconde, les troubles psychiques développés dans les mêmes conditions (confusion mentale hallucinatoire) se dissipent sous l'influence d'une satisfaction morale sans amélioration appréciable de l'état physique général, ce qui prouve bien qu'il ne peut réellement pas être question ici de folie causée par une infection d'origine tuberculeuse.

Ainsi voilà deux malades qui ont été affectées d'un syndrôme qui offre, nous l'avons vu, de grands liens de parenté avec le syndrôme paralysie générale progressive, ces deux malades étaient tuberculeuses et il semble bien que le syndrôme confusion mentale ne se rattachait pas directement à la tuberculose, comme l'effet à la cause, mais qu'il relevait d'un traumatisme moral et de l'autointoxication qui peut en être la conséquence.

J'ai, du reste, observé depuis :

Observation XII

Une femme, atteinte de mélancolie anxieuse, chez laquelle les premiers symptômes appréciables de tuberculose pulmonaire n'ont éclaté que longtemps après le début de l'aliénation mentale, alors que la mentalité s'améliorait franchement ; l'aliénation mentale disparut totalement alors que la tuberculose évoluait particulièrement grave et cette femme mourut au moins deux mois après avoir retrouvé une mentalité complétement normale. Elle était devenue aliénée à la suite de chagrins, de tracas de longue durée.

Il me semble que si la tuberculose jouait directement un rôle étiologique sérieux, c'est bien dans un cas comme celui-là que son action devrait se faire sentir.

Ces remarques ont, à mon avis, une très grande importance, car elles tendent à démontrer que l'on cultiverait une nouvelle erreur en voulant essayer de faire jouer un grand rôle direct à la tuberculose dans l'étiologie de la paralysie générale progressive; en effet, si la confusion mentale et la paralysie générale ont les mêmes causes déterminantes ou des causes déterminantes équivalentes, et cela me semble absolument évident, la paralysie générale ne relève pas plus de la tuberculose que la confusion mentale et, si leur évolution et leur symptomatologie finissent par différer, cela ne résulte que de la différence de terrain nerveux créé par une cause prédisposante acquise que nous savons être la syphilis. Si, par conséquent, on parvient à bien connaître les antécédents individuels du paralysé général tuberculeux, on trouvera toujours la syphilis et on aboutira à cette conclusion que la tuberculose n'est pas une cause importante de paralysie générale, qu'elle peut tout au plus, par la débilitation générale de l'organisme qu'elle occasionne, favoriser chez un syphilisé l'action des causes du syndrôme confusion mentale, également causes déterminantes de paralysie générale.

Ces observations nous donnent donc des enseignements utiles au point de vue de la thérapeutique de la paralysie générale.

Les paralysies générales que l'on voit actuellement guérir ou plutôt se terminer par la chronicité, et tout aliéniste un peu vieilli dans les services publics d'aliénés a quelques exemples bien nets de ces dernières, peuvent parfaitement être de même nature et de même originé que le syndrôme que nous appelons encore paralysie générale type.

N'est-il pas absolument logique qu'une infection, suivant son intensité, sa durée, la résistance du terrain sur lequel elle agit, puisse déterminer des états syndromiques inégalement caractérisés ? Les causes qui donnent la confusion mentale primitive type chez un sujet non syphilisé, qui donnent, dans certaines conditions que nous avons indiquées, une confusion mentale analogue chez un sujet syphilisé et qui donnent aussi le syndrôme plus caractérisé appelé paralysie générale, ne peuvent-elles pas laisser un syndrôme à évolution moins rapide, moins grave que celle de ce dernier, c'est-à dire un état de chronicité répondant, en somme, à la confusion mentale primitive passée à la chronicité chez un sujetnon syphilisé ? — Cela me semble tout-à-fait rationnel et répondre à la réalité clinique. Il n'est pas un vieil aliéniste, je le répète, qui n'ait vu quelques malades ayant présenté, *pendant plusieurs années, tous* les symptômes classiques de la paralysie générale progressive, devenir peu à peu, et pour de bien longues années, ou simples déments ou même simples débiles mentaux, avec persistance seulement de quelques troubles somatiques permettant encore un diagnostic rétrospectif complet.

Je me rappelle encore une malade que j'ai suivie pendant une vingtaine d'années, chez laquelle on put observer pendant plusieurs années tous les symptômes de la paralysie générale à la seconde période ; les troubles physiques s'atténuèrent peu à peu, sans jamais disparaître totalement, le niveau intellectuel resta très diminué mais se releva un peu cependant et elle eut chaque année une ou deux crises épileptiformes ; elle succomba à la suite d'une de ces crises, trente ans environ après l'apparition des troubles intellectuels. A l'autopsie nous avons trouvé la dure-mère fortement adhérente au crâne, les méninges extrêmement épaissies, adhérentes les unes aux autres, symétriquement altérées et surtout altérées sur les lobes frontaux notamment au voisinage des granulations de Pacchioni. La décortication du cerveau était cependant assez facile et ne laissait pas de déchirures de la substance corticale qui avait une consistance assez ferme ; le cerveau ne s'affaissait pas en s'élargissant après la décortication. Il était gorgé de sang, la malade ayant succombé à la suite d'une crise apoplectiforme.

Je crois inutile de multiplier les exemples, mes confrères n'ont qu'à faire appel à leurs souvenirs pour trouver maints cas analogues à ceux que je viens de relater.

En résumé : si l'on compare la symptomatologie et l'étiologie de la confusion mentale primitive non délirante, telle que l'ont décrite MM. Chaslin et Séglas qui l'ont plus spécialement étudiée, et la symptomatologie ou l'étiologie de la paralysie générale progressive sans délire, en arrive à cette conviction : que des liens étroits de parenté existent entre ces deux syndrômes, et de cette étude comparative résulte enfin l'intelligence précise de la pathogénie de la paralysie générale et apparaissent à la fois les causes de la faillite du traitement antisyphilitique dans la paralysie générale et l'orientation rationnelle à donner à sa thérapeutique :

On remarque que tous les symptômes psychiques ou somatiques de confusion mentale primitive type sont aussi symptômes de paralysie générale progressive, à l'intensité, à l'accentuation près ; l'examen du liquide céphalo-rachidien qui peut révéler une lymphocytose abondante dans la confusion mentale primitive, comme dans la paralysie générale, complète l'analogie de symptômes, Si l'on compare les symptômes secondaires, les idées délirantes, par exemple, du confus primitif et du paralysé général, on constate qu'elles sont généralement identiques, qu'elles ne sont, chez l'un comme chez l'autre, que l'expression d'une tare nerveuse originelle, d'une tare vésanique mise en jeu à l'occasion de l'action sur le système nerveux des causes déterminantes de confusion mentale. On est amené ainsi à noter :

1° Des effets analogues produits par des causes analogues ;

2° Des effets analogues, mais d'intensité très différente chez des sujets ne devant différer que par quelque tare acquise, qui ne peut être que la syphilis que l'on ne rencontre jamais dans les antécédents du confus primitif type de MM. Chaslin et Séglas.

Cette conclusion devait être donnée depuis longtemps par cette remarque que le traitement curatif d'une maladie mentale n'agit pas, en général, contre la cause prédisposante, mais contre les causes déterminantes ; l'insuccès constant du traitement antisyphilitique affirmait donc que la syphilis n'était ou ne pouvait être que cause prédisposante de la paralysie générale ou plutôt circonstance aggravante de prédisposition à la forme la plus grave de la confusion mentale primitive.

On peut, chez des sujets syphilisés non soumis à l'action prolongée de causes intenses et multiples de confusion mentale observer une confusion mentale en quelque sorte intermédiaire à la confusion mentale primitive type et à la paralysie générale progressive ; on la rencontre, en général, chez des sujets relativement jeunes, accompagnée de symptômes de lésions spécifiques localisées, strabisme ou amaurose par exemple, avec ou sans délire, suivant que les sujets ont ou non une tare nerveuse originelle, mais cette confusion mentale est susceptible de rétrograder, de disparaître même sous l'influence d'un traitement dirigé non pas contre la syphilis mais contre les causes déterminantes de confusion mentale : repos cérébral, régime lacté, laxatifs, diurétiques, antiseptiques, etc... Ce syndrôme non paralytiforme peut aussi passer à la chronicité comme la confusion mentale primitive du sujet non syphilisé. Les sujets atteints peuvent cependant devenir ultérieurement paralysés généraux, même longtemps après que cette première atteinte de confusion mentale s'est dissipée ; ils deviennent paralysés généraux sous l'influence d'excès, de fatigues cérébrales ou d'autres causes habituelles de paralysie générale. J'ai observé pour ma part un assez grand nombre d'exemples de ce genre. Mais cette confusion mentale du sujet syphilisé est curable, ai-je dit, elle ressemble étonnamment à celle de la phase de début présentée par maints paralysés généraux, à tel point qu'on pourrait la considérer comme une paralysie générale relativement bénigne, et ce fait qu'elle guérit attesterait, s'il en était encore besoin, que la première phase de la paralysie générale ne s'accompagne pas de lésions encéphaliques sensiblement plus profondes que celles qui peuvent se produire dans la confusion mentale primitive, que, par conséquent, la méningo-encéphalite généralisée diffuse du paralysé général n'est pas fatalement progressive. Cette déduction, absolument logique, permet d'espérer d'heureux résultats d'une intervention thérapeutique rationnelle précoce.

Je peux aussi soutenir, les faits que j'ai observés et dont j'ai relaté quelques-uns m'autorisent à le faire, que la tuberculose seule, sans la syphilis, ne donnera jamais la paralysie générale, quelle ne donnera jamais sur un terrain préparé par hérédité d'aliénation mentale mais non syphilisé que la confusion mentale simple ou hallucinatoire ou délirante et qu'elle n'agira même alors que comme cause adjuvante ou indirecte.

Il résulte de ces vues des éléments de diagnostic et surtout de pronostic relativement précis pour qui est bien documenté sur les antécédents de ses malades et il en découle aussi une orientation rationnelle de la thérapeutique préventive ou de la thérapeutique curative ou palliative.

Je disais, il y a bien dix ans, dans une communication relative à la paralysie générale progressive : « à mesure que l'on étudiera mieux et plus attentivement la marche de la paralysie générale et l'allure première des affections paralytiformes, le champ de la paralysie générale proprement dite se resserrera, à tel point que nous serons amenés à en faire aussi un état pathologique d'origine toxique ou infectieuse. Arrivés à ce point, et nous y arriverons bientôt, nous n'aurons plus ni paralysie générale progressive, ni pseudo-paralysies générales, mais nous connaîtrons la marche et l'évolution complète de telle ou telle intoxication, de telle infection syphilitique ou autre ; nous en connaîtrons surtout mieux la période paralytique ». Nous touchons à ce point puisque nous savons maintenant que :

1° Le syndrôme dit confusion mentale primitive simple est l'expression d'une intoxication d'un système nerveux central jusque-là relativement sain ;

2° Le syndrôme dit paralysie générale progressive simple, sans délire, est aussi l'expression d'une intoxication analogue d'un système nerveux sans tare originelle d'aliénation mentale mais déjà ébranlé, dont la constitution intime première a été modifiée, affaiblie par la syphilis.

Ainsi la clinique est venue en aide au microscope qui n'avait pas permis de trancher encore la question de pathogénie de paralysie générale.

DÉFINITION DE LA PARALYSIE GÉNÉRALE

Tout ce qui précède démontre amplement que c'est une erreur de considérer le syndrôme paralysie générale comme ayant une évolution fatalement progressive et que la dénomination paralysie générale progressive ne répond pas à la réalité clinique, l'observation attentive révélant diverses modalités d'évolution, la possibilité de guérison ou de passage à la chronicité. Il est donc logique d'établir une distinction tenant compte de toutes les terminaisons possibles ; elle sera donnée si, envisageant tous les cas comme variétés plus ou moins graves de la confusion mentale primitive du sujet syphylisé, on n'appelle paralysie générale *progressive* que la variété la plus grave. Je la définirais alors :

L'expression d'une intoxication endogène des centres nerveux d'un sujet syphilisé, intoxication caractérisée primitivement par une diminution et une incoordination progressive de l'activité cérébrale et, secondairement, au point de vue anatomique, par une encéphalo-méningite généralisée diffuse.

Cette définition, tenant compte de la prédisposition spéciale et de la nature de la paralysie générale, donne aussi des indications assez précises relatives à l'évolution anatomo-clinique. Elle donne à entendre que l'on doit considérer le processus inflammatoire comme postérieur à l'action toxique déterminante exercée sur le neurone ;

il semble bien ressortir, en effet, de l'étude comparative de la confusion mentale primitive type et de la paralysie générale qu'il doit en être ainsi : dans la paralysie générale progressive comme dans la confusion mentale primitive, les premiers troubles sont l'expression d'une fonction anormale du neurone imprégné en quelque sorte, suivant l'expression de M. le Professeur Pierret, d'une lymphe anormale, nocive : la facilité avec laquelle se produit parfois le retour à la raison complète chez le confus n'atteste-t-elle pas qu'il n'y a tout d'abord qu'une action chimique. Ce n'est que plus tard, sous l'influence d'une prolongation d'action de la lymphe, devenue toxique, que le tissu conjonctif serait touché.

ÉTIOLOGIE DE LA PARALYSIE GÉNÉRALE

Quelques objections à ma manière de voir pourraient être tirées des conditions ou des circonstances principales auxquelles on attribue jusqu'à ce jour une certaine importance étiologique ; je crois, par conséquent, devoir dire en quelques pages comment se résume selon moi le chapitre « étiologie » de la paralysie gbnérale :

Géographie. — La paralysie générale se rencontre aujourd'hui un peu partout ou a pénétré la civilisation avec la multiplicité de causes de fatigue ou d'intoxication *endogène* du système nerveux qu'elle entraîne à sa suite, elle est surtout fréquente dans les pays civilisés où l'activité cérébrale est plus grande, *aussi la voit-on s'accroître parallèlement à la confusion mentale primitive proprement dite.*

Sexe. — L'homme est plus souvent atteint que la femme ; cependant Greidenberg (1) note que la paralysie générale, en croissance, l'est surtout chez la femme. Mais les causes de surmenage cérébral ou d'intoxication endogène se sont multipliées proportionnellement plus pour la femme que pour l'homme dans ces dernières années et cette remarque de Greidenberg est absolument rationnelle si, comme j'en suis convaincu, la paralysie

(1) *Journal of mental pathology*, n°s 1, 2, 3, vol. IV.

générale progressive est surtout l'expression d'une intoxication *endogène* du système nerveux.

Du reste, la confusion mentale primitive est manifestement plus fréquente qu'autrefois chez la femme.

Age. — Rare aux deux extrêmes de la vie, comme la confusion mentale primitive, ce qui affirme l'influence déterminante des conséquences immédiates du travail et surtout du travail cérébral, la paralysie générale est plus fréquente de 30 à 35 ans, période de plus grande activité cérébrale. Au congrès de Limoges (1901), Régis distinguait relativement à l'âge et à la symptomatologie : 1° une paralysie générale juvénile, survenant de 12 à 20 ans ; 2° une paralysie générale précoce survenant de 20 à 30 ans, et, 3°, une paralysie générale infantile ou de l'enfance ; à cette occasion, MM. Ballet et Brissand ont dit avoir remarqué depuis quelque temps que les affections parasyphilitiques et même les manifestations syphilitiques tertiaires semblent apparaître aujourd'hui plus tôt qu'autrefois, ce qui expliquerait que la paralysie générale tende à débuter plus tôt, la syphilis étant considérée comme cause déterminante par beaucoup de neurologistes et d'aliénistes. Ce début plus précoce ne saurait, à mon avis, être attribué à la syphilis qui ne joue, comme je l'ai prouvé, aucun rôle déterminant, mais à l'accroissement du travail cérébral imposé aux jeunes gens et peut-être à une diminution de la valeur constitutionnelle du système nerveux ; cela est si vraisemblable qu'il suffira aux praticiens qui ont un peu vieilli déjà dans notre spécialité, de faire appel à leurs souvenirs et à leur observation de chaque jour pour constater que la confusion mentale simple, du sujet non syphilisé, tend à apparaître aussi plus tôt qu'autrefois.

Pour quelques auteurs, M. le Professeur Raymond, de Paris, entr'autres, l'existence de paralysies générales infantiles ou juvéniles, de paralysies générales d'enfants hérédo-syphilitiques, serait la preuve sinon de l'origine syphilitique de la paralysie générale, au moins que le surmenage cérébral, la fatigue cérébrale ou les intoxications occasionnées par cette fatigue ne sont pas les causes principales de la paralysie générale. Mais cette objection tombe, je le répète, si l'on songe à toutes les causes équivalentes d'intoxication endogène auxquelles l'enfant est particulièrement exposé (troubles gastro-intestinaux, fièvres éruptives, etc.) et qui peuvent créer pour le système nerveux particulièrement préparé de l'enfant hérédo-syphilitique des conditions spécialement favorables d'intoxication. Du reste, le surmenage cérébral pourra même être considéré comme intervenant encore dans l'étiologie de bon nombre de cas de paralysie générale infantile, car si l'on veut bien se reporter aux observations publiées, notamment dans la thèse du docteur Thiry, de Nancy, on verra que beaucoup de ces enfants au système nerveux si délicat devenus paralysés généraux fréquentaient déjà l'école, que quelques-uns ont tenu presque la tête de la classe, qu'ils ont probablement fourni un travail intellectuel peu en rapport avec leur organisation cérébrale originelle.

Célibat. — Le célibat compte portionnellement plus de victimes, mais les veilles prolongées, les écarts de régime, ce que je viens de dire du surcroît de travail imposé aux jeunes gens qui n'ont pas encore atteint l'âge habituel du mariage, le célibat imposé à quelques-uns au moins par la syphilis et toutes les causes d'auto-intoxication plus multipliées pour le célibataire expliquent suffisamment cette porportion.

Professions. — Toutes les professions sont representées dans les statistiques de la paralysie générale progressive, mais les militaires et les filles publiques semblent plus éprouvés parce que, en majorité, célibataires, comptant plus de syphilisés que les autres professions et plus exposés à toutes les causes de fatigue du système nerveux.

Excès alcooliques. — Quelques auteurs ont fait jouer le plus grand rôle étiologique aux excès alcooliques ; ces excès n'agissent, je crois, que comme cause déterminante auxilliaire, quand ils ne sont pas, comme cela se voit assez fréquemment, simple symptôme de début de paralysie générale progressive ; dans l'un et l'autre cas, ils occassionnent des troubles spéciaux, en quelque sorte surajoutés, qui semblent bien attester leur influence secondaire ; ils n'ont pas, comme je le dirai plus loin, en parlant des causes associées, l'importance étiologique qu'on leur donne habituellement.

Traumatismes. — L'influence des traumatismes et leur action même éloignée semblent bien établies ; mais M. E. Ehrnroot (1), a relaté des faits cliniques et des expériences qui montrent que le choc crée en quelque sorte un locus minoris résistentiæ où les germes infectieux entraînés par le torrent sanguin trouvent des conditions favorables à leur développement, où les toxines auront une action plus rapide et plus profonde ; c'est donc un appoint d'aggravation à la cause prédisposante que le traumatisme apporte et non une cause déterminante, puisque, du reste, la paralysie générale n'éclate habituellement que fort longtemps après le choc

Cela nous explique le peu de résultat donné par la trépanation pratiquée chez le paralysé général porteur de quelque signe de lésions traumatiques encéphaliques localisées.

Hérédité. — On rencontre dans l'ascendance des para-

---

(1) In *Deutsche Zeitsch f. nervenheilk*, XX. 1, 21 et *sem. médic.*, n° 27, 1902.

lysés généraux délirants : des vésaniques, des alcooliques, des dégénérés et il semble que le délire ou l'excitation du paralysé général, quand ils ne se rattachent pas à quelques troubles incidents (rétention d'urines ou de matières fécales, par exemple), ne sont que l'expression de la tare originelle mise en éveil à l'occasion de l'action des causes déterminantes de paralysie générale ; l'hérédité nerveuse est plus problématique chez les paralysés généraux non délirants, souvent descendants toutefois de congestifs ou d'arthritiques.

Il y a toujours un syphilitique dans l'ascendance directe de l'enfant atteint de paralysie générale.

L'hérédité nerveuse, névropathique, que M. le professeur Joffroy considère comme « une cause puissante, presque indispensable du tabes et de la paralysie générale » ne serait, à mon avis, qu'une cause prédisposante adjuvante ou plutôt qu'une simple cause prédisposante de manifestations secondaires, le délire ou l'excitation rémittente n'apparaissant dans la paralysie générale que comme symptômes de second plan, bien qu'ils soient parfois très bruyants.

Syphilis. — R. Stanziole (1), *in annale di neurologia*, fascic. 4, 1904, donne cette statistique relative aux rapports de la syphilis et de la paralysie générale : sur 100 cas de paralysie générale progressive, on a retrouvé 87 fois la syphilis dans les antécédents, 70 cas de syphilis manifeste, 17 cas avec seulement des signes douteux. Plus affirmatif que Stanziole et que M. le professeur Joffroy lorsqu'il dit que « la paralysie générale peut avoir son origine dans la syphilis », je crois, et c'est presque l'opinion de M. le professeur Fournier, que la syphilis est dans les antécédents de tous les paralysés généraux

(1) *Gazette des hôpitaux*, 21 janvier 1905.

progressifs, que l'hérédo-syphilis est dans les antécédents de tous les enfants paralysés généraux. J'ai démontré, dans les premières parties de ce travail, que la syphilis est plus « qu'une des causes adjuvantes et non nécessaires de la paralysie générale progressive » (Professeur Joffroy), qu'elle n'est pas une cause déterminante, comme le pense M. le professeur Fournier, mais qu'*elle est cause prédisposante nécessaire de la paralysie générale progressive.*

La paralysie générale n'apparaît le plus souvent que de 15 à 18 ans après le chancre, alors que le tabès se montre tantôt 15, tantôt 20 ou 30 ans après le chancre, sans règle fixe ; M. le professeur Fournier (Académie de médecine, 13 février 1905) dit n'avoir jamais vu la paralysie générale éclater avant la troisième année de l'infection syphilitique, qu'elle est relativement rare avant la dizième année et qu'on ne l'observe plus après la vingt-troisième année de l'infection. La syphilis cérébrale, qui s'accuse le plus fréquemment par de l'hémiplégie, se déclare, au contraire, dès la première année de l'infection et atteint son maximum de fréquence à la troisième année. Il n'y a pas de relation de cause à effet entre la syphilis et l'intoxication dont la paralysie générale est l'expression, mais cette intoxication est de même nature que celle qui détermine le syndrôme confusion mentale primitive chez le sujet non syphilisé ; ce qui indique que si, comme je l'ai montré, les deux syndrômes, confusion mentale primitive et paralysie générale progressive, ne diffèrent que par une accentuation de symptômes et une gravité d'évolution, les différences ne doivent accuser qu'une tare prédisposante spéciale à l'un d'eux, la syphilis. L'impuissance du traitement antisyphilitique comme traitement curatif ou même simplement palliatif de la paralysie générale confirme cette appréciation. Une des meilleures preuves encore que *la syphilis ne détermine pas* la paralysie générale : le syphilisé cérébral, hémiplégique, ne devient pas paralysé général, et s'il ne le devient pas, c'est parce qu'il ne peut presque plus travailler, c'est parce qu'il est de très bonne heure condamné au repos, qu'il ne peut plus y avoir chez lui de surmenage cérébral, qu'il n'est presque plus exposé aux causes que j'ai signalées comme comme seules déterminantes. Et, si l'on voit chez quelques paralysés généraux des troubles accusant une localisation de lésions syphilitiques, c'est généralement chez des sujets qui, primitivement porteurs de ces lésions, pouvaient encore s'exposer aux causes déterminantes de paralysie générale et devenir ainsi paralysés généraux, mais sans que ces lésions localisées jouent un rôle sérieux dans la genèse de la paralysie générale

La symétrie des lésions méningo-encéphaliques que présente le paralysé général et leur siège principal (lobes frontaux) suffiraient presque à établir que la paralysie générale n'est pas une maladie d'origine syphilitique, que ses lésions sont en rapport avec des troubles généraux de la sphère de l'activité psychique, que, par conséquent, la syphilis ne peut être que cause prédisposante, et que les causes déterminantes sont celles qui ont directement pour résultat des modifications de l'activité psychique, qui atteignent primitivement le neurone.

Tuberculose. — Quant à la ruberculose, à laquelle quelques aliénistes ont, dans ces dernières années, paru vouloir attribuer un rôle étiologique important (M. Anglade ayant trouvé de la tuberculose chez 14 paralysés généraux sur 21 dont il a fait l'autopsie en 1903), elle ne jouerait, d'après ce que nous avons vu précédemment, qu'un rôle tout à fait secondaire et elle ne pourrait guère être envisagée que comme un appoint aux causes déterminantes habituelles ou à la cause prédisposante, car le paralysé général, tuberculeux ou non, est toujours un syphilisé (1).

Arthritisme. — A mon avis, l'importance de l'arthritisme dans la pathogénie de la paralysie générale est plus grande que celle de la tuberculose ; on sait, en effet, que les auto-intoxications ou les auto-infections se produisent assez facilement chez l'arthritique et retentissent assez vivement sur son système nerveux ; donc rien que de naturel à ce que l'arthritique syphilisé soit particulièrement exposé à la paralysie générale progressive.

Causes associées. — Pour le professeur Lemoine, de Lille, l'association de la syphilis, de l'arthritisme et de l'alcoolisme amènerait à peu près certainement la paralysie générale progressive. Je pourrais cependant rapporter un certain nombre d'exemples de la réunion continue, bien affirmée par maints accidents, de ces trois conditions chez des sujets appartenant à une famille de cérébraux, et se livrant, en outre, à des excès vénériens sans avoir le moindre signe de paralysie générale, au moins jusqu'à l'âge de 60 ans (je ne les ai suivis que jusqu'à cet âge) ; ils dormaient beaucoup et ils n'avaient jamais la moindre suractivité cérébrale. Ce qu'il faut, je crois, en outre de ces causes associées (2), c'est du travail cérébral, de l'activité cérébrale anormalement entre-

(1) On remarquera combien sont incomplètes et passibles de critiques les observations publiées de paralysies générales attribuées à la tuberculose. Il suffit que l'on trouve de la tuberculose pulmonaire ou des lésions encéphaliques tuberculeuses chez un paralysé général pour oublier les causes habituelles et les circonstances habituelles de début de la paralysie générale ; aussi ces observations de paralysie générale dite tuberculeuse sont-elles muettes, ou à peu près, sur les antécédents héréditaires, familiaux ou individuels du paralysé général et ne contiennent-elles plus de renseignements sur les circonstances de début.

(2) Voir *addendum*, une observation très probante.

tenue qui fait que le neurone contribue lui-même à son intoxication, les déchets résultant de sa suractivité, les produits de son surmenage n'étant pas régulièrement éliminés. S'il en était autrement, si l'alcoolisme était une principale cause déterminante directe, on ne s'expliquerait pas que l'ivrogue invétéré et primitivement syphilisé ne devienne paralysé général, comme la plupart des autres syphilisés adultes, que de dix à quinze ans après l'infection syphilitique ; il devrait, en somme, donner une paralysie générale relativement précoce; il faut donc, à côté de l'alcoolisme, à côté de l'intoxication exogène, une intoxication endogène, parfois assez prolongée.

TRAITEMENT

Prophylaxie. — Il est permis de penser avec M. le Professeur Fournier que le traitement précoce, méthodique et complet de la syphilis, depuis l'apparition du chancre infectant, en réduisant à son minimum la tare acquise que constitue pour le système nerveux l'infection syphilitique, contribuera à diminuer les progrès de la paralysie générale ou tout au moins à la rendre plus tardive, l'action des causes déterminantes devant être plus intense et plus prolongée pour donner le syndrôme paralysie générale si la cause prédisposante essentielle, nécessaire, est atténuée.

Je crois avec M. le Professeur Fournier que le traitement mercuriel peut constituer une sauvegarde très grande contre la paralysie générale, mais il ne serait peut-être pas très rationnel d'établir en règle générale que la cure doit avoir une durée de trois ou quatre ans ; il faut, à mon sens, considérer la cure de trois ans comme un minimum et la prolonger suivant les indications professionnelles ou autres du sujet, suivant que le syphilisé sera un jour exposé à un travail cérébral plus ou moins important, plus ou moins pénible, suivant son genre de vie habituel, etc..... Le syphilisé qui, par une profession qu'il ne peut abandonner, est exposé à des écarts de régime ou à un travail intellectuel parfois un peu pénible, doit suivre un traitement antisyphilitique plus prolongé que le syphilisé ayant régime habituel relativement hygiénique.

Mais si, ayant amoindri pour ainsi dire le danger de la tare acquise surtout prédisposante, on diminue aussi l'intensité et la continuité d'action de causes déterminantes, on contribuera évidemment à prévenir ou à retarder l'éclosion du syndrôme paralysie générale ; d'où ces indications thérapeutiques :

1° Ne jamais exiger du sujet syphilisé qu'un travail cérébral très modéré, le mettre le plus possible à l'abri de toutes les causes de suractivité cérébrale, chagrins, contrariétés, tribulations, insomnie, etc....

2° Prévenir, chez le syphilisé, ou combattre sans retard tous les troubles, toutes les affections susceptibles d'occasionner des intoxications endogènes, d'exercer un retentissement intense ou prolongé sur le système nerveux ; on voit, en effet, les symptômes de paralysie générale sensiblement aggravés dans le cours d'une pneumonie, d'une infection d'origine gastro-intestinale et il suffit que ces causes d'intoxication nouvelles venues disparaissent pour que la symptomatologie du syndrôme paralysie générale rétrograde un peu ; c'est ce qui se produit, par exemple, chez le paralysé général constipé qui a de l'excitation cérébrale qui tombe dès que les fonctions intestinales sont régularisées. Il est donc extrêmement utile de soumettre le syphilisé à un traitement hygiénique régulier et méthodique.

J'ai parlé dans ce travail d'une confusion mentale que l'on peut observer chez de jeunes syphilisés soumis pendant un temps relativement court à des causes de fatigue cérébrale ; le fait que cette confusion mentale qui pourrait être comparée à une paralysie générale très atténuée, guérit sous l'influence d'un traitement qui a pour base repos cérébral complet, régime lacté, régularisation des fonctions digestives et excrétoires, antisepsie, etc..., ce fait apporte avec des promesses de succès, cette indication de thérapeutique préventive :

La moindre confusion mentale, la moindre obnubilation intellectuelle remarquées chez un jeune heredo-syphilytique ou chez un adulte syphilisé depuis plus de cinq ou six ans doivent faire penser à la paralysie générale et faire mettre immédiatement le système nerveux au repos absolu, faire veiller à l'accomplissement régulier de toutes les fonctions de l'appareil digestif et de ses annexes.

Il ne faut pas, à mon avis, compter sur le traitement antisyphilitique pour juguler la paralysie générale progressive, même au début; j'ai dit comment il peut contribuer à la prévenir et pourquoi il est impuissant à la combattre dès qu'elle est déclarée. Pour bien établir que ce sont surtout les causes qui donnent habituellement la confusion primitive qu'il faut avoir pour objectif de combattre lorsque la paralysie générale s'affirme, je me bornerai à rappeler seulement ces deux arguments : 1° il est bien rare qu'un individu primitivement atteint de syphilis cérébrale devienne paralysé général ; il ne le devient pas surtout parce que la syphilis cérébrale se manifeste beaucoup plus tôt que la paralysie générale après l'infection syphilitique et que, habituellement hémiplégique, il ne se livre plus à un travail cérébral sérieux, qu'il ne s'expose plus, par conséquent, aux principales causes déterminantes de paralysie générale ; — 2° les paralysés généraux à l'autopsie desquels on trouve des lésions localisées d'origine syphilitique sont devenus paralysés généraux indépendamment de ces lésions ; ce sont des sujets syphilisés qui ont eu d'abord des lésions localisées de syphilis cérébrale accusées par des troubles partiels, mais troubles qui leur permettaient encore la pratique des causes habituelles de développement de la paralysie générale.

Le traitement, curatif ou palliatif, aura évidemment d'autant plus de chances de succès qu'il sera institué plus tôt après l'apparition des premiers symptômes de paralysie générale. Ne pourrait-on pas considérer comme guérisons de paralysies générales au début les cas de guérison de confusion mentale simple chez des sujets syphylisés ? Cette confusion ne représente-t-elle pas un début de paralysie générale ? Je ne peux évidemment pas le prouver, mais cette interprétation, en somme au moins vraisemblable, affirme l'utilité d'une thérapeutique précoce et rigoureuse.

La preuve que nous pouvons espérer de sérieux résultats d'une thérapeutique bien ordonnée et de longue durée ne nous est-elle pas donnée maintes fois par le hasard qui fait souvent bien les choses et qui nous sert encore ici ? Qui donc oserait soutenir que les paralysies générales passées à lachronicite, observées par tous les vieux aliénistes, n'étaient pas réellement des paralysies générales typiques qui se sont trouvées enrayées par suite de circonstances qui jusqu'à ce jour nous avaient échappé : séquestration précoce, repos, regularisation de régime, de genre de vie, etc... ? Ne semblent-elles pas nous indiquer que la paralysie générale doit être soignée avec plus d'attention qu'on ne lui en a accordé jusqu'à ce jour, que l'on peut toujours, même lorsque la seconde période est bien caractérisée, espérer, sinon une guérison, au moins la chronicité, c'est-à-dire la terminaison par un amoindrissement intellectuel et moral mais sans déchéance physique considérable, terminaison qui peut encore permettre le retour à la vie familiale.

Je serais assez disposé à soutenir que tout paralysé général est incontestablement susceptible de tirer profit d'un traitement palliatif ; la plus longue durée des rémissions qui se produisent chez nos malades et la plus longue durée de la paralysie générale de nos jours prouvent que nos paralysés généraux reçoivent aujourd'hui des soins plus rationnels qu'autrefois. N'était-ce pas déjà à la précocité des soins qui lui étaient donnés que la femme devait de ne succomber, en général, que beaucoup plus tardivement que l'homme ? Est-il certain, comme on le répétait volontiers autrefois, comme on le dit encore facilement aujourd'hui, que la paralysie générale évolue plus lentement chez la femme que chez l'homme ? L'évolution ne serait-elle pas la même si l'un et l'autre étaient placés dans les mêmes conditions dès le début de la maladie ? En réalité, la pa alysie générale évolue plus lentement chez la femme,mais parce qu'elle est plus tôt soignée que l'homme ; le début de la maladie est plus sensible, plus remarqué chez la femme, parce qu'elle néglige les soins du ménage et que toute la famille supporte de bonne heure les conséquences de l'altération de son intelligence ; son placement dans un service hospitalier est, par suite, plus précoce ; on ne lui laisse pas le temps de subir l'action aggravante de symptômes de début (tendances érotiques, veilles, libations, excès de table) qui donneraient des intoxications surajoutées. Et la meilleure preuve que cette explication de la différence d'évolution est fondée, c'est que la paralysie générale des femmes que nous recevons dans les asiles publics d'aliénés, est habituellement beaucoup moins accusée que celle des hommes ; nous voyons beaucoup de paralysées générales (filles publiques exceptées) encore à la première période alors que nous ne voyons guére que des hommes à une phase avancée de la seconde période.

Tout ce que je viens de dire fait donc ressortir l'utilité et l'efficacité d'un traitement palliatif de longue durée ; il doit avoir pour objectifs :

1° d'assurer le repos aussi absolu que possible du système nerveux ;

2° de diminuer les causes d'intoxication endogène, de les prévenir ou de les combattre ;

3° de combattre les effets de l'action déjà longue de ces causes.

La première indication est assez facile à remplir, on peut aisément éviter contrariétés, travail cérébral et donner le calme au malade, et pendant le jour et pendant la nuit, soit à l'aide de bains chauds de courte durée mais répétés et suivis de frictions énergiques, soit à l'aide de frictions sèches ou aromatiques ou grâce aux prescriptions qui répondent surtout aux deux autres indications.

On répond à la seconde indication en surveillant le régime alimentaire du malade, en ne lui accordant que des aliments de digestion facile et rapide, tout en cherchant à augmenter les moyens de défense ou de résistance de l'organisme, en maintenant un état physique satisfaisant, en veillant surtout à la régularité de fonctions de tout l'appareil digestif, tube digestif et annexes, par laxatifs, diurétiques, cholagogues si cela est nécessaire.

Quant aux effets de l'action déjà plus ou moins ancienne des causes déterminantes, on ne peut évidemment pas les faire disparaître totalement, mats il est encore possible de les atténuer et on obtiendra quelques résultats assez satisfaisants de l'usage fréquent de levure de bière, de boissons aqueuses additionnées de cinquante centigrammes à un gramme de benzoate de lithine ou de doses analogues de formine. M. Mac Kardy, médecin de l'Asile d'aliénés de Strafford a publié deux cas de guérison apparente par l'usage prolongé d'urotropine : « après un an de traitement ininterrompu par l'urotropine, le premier malade ne présente plus aucun trouble mental. Les pupilles se contractent bien à la lumière » ; le second malade est aussi amélioré. Tous deux avaient eu des rétentions d'urine (1).

Si ce traitement palliatif est bien conduit, on n'aura que fort rarement à combattre des accidents congestifs, apoplexie cérébrale, convulsions épileptiformes ou agitation qui ne sont souvent que la conséquence de négligences ; je partage complétement à cet égard l'avis de M. le Professeur Pierret lorsqu'il dit que, dans la majorité des cas, la sonde urèthrale ou un purgatif préviennent ou font disparaître les convulsions épileptiformes, les attaques apoplectiformes. Je n'insiste pas sur les modes de traitement employés avec succès pour combattre ces accidents lorsqu'ils ont une certaine persistance ; ils sont suffisamment connus aujourd'hui : injection d'ergotinine ou ergotine en potion pouvant être continuée assez longtemps sans inconvénients.

Je ne parle pas d'hypnotiques ; dans le traitement de la paralysie générale, ils ne doivent pas trouver place plus que dans celui de la confusion mentale primitive.

Puissè-je enfin avoir donné au lecteur le premier élément de succés en thérapeutique : l'espoir d'être utile.

---

1. In *Bulletin médical* du 2 février 1905.

CONCLUSIONS

Je crois avoir justifié ce que je disais en commençant ce travail ; que l'étude comparative de la confusion mentale primitive et de la paralysie générale progressive devait être fertile en enseignements, jeter notamment un certain jour sur la pathogénie de cette dernière et apporter des indications relativement précises sur l'orientation à donner tant à la thérapeutique préventive qu'au traitement curatif ou palliatif.

Nous savons aujourd'hui ce qu'est en réalité le syndrôme désigné jusqu'à ce jour sous la dénomination « paralysie générale progressive », nous avons vu qu'il n'est pas fatalement progressif, que les modalités de la confusion mentale primitive des sujets syphilisés peuvent varier, les unes rétrogradant jusqu'à la guérison, d'autres allant progressivement à une démence simple, les autres ne rétrogradant que pour laisser un état paralytiforme chronique ou progressant relativement rapidement jusqu'à la mort. La paralysie générale progressive nous apparaît, en dernière analyse, comme la forme grave de la confusion mentale primitive du sujet syphilisé pouvant, au point de vue de la symptomatologie et de l'évolution, affecter trois variétés principales :

1° Confusion mentale curable ;

2° Confusion mentale passant à la chronicité ;

3° Confusion mentale avec troubles paralytiformes, ou

paralysie générale progressive, suivant qu'elle tend progressivement à une terminaison fatale ou qu'elle rétrograde un peu pour rester état chronique ne compromettant plus aussi directement l'existence du sujet.

Chaque variété peut s'accompagner de délire ou d'excitation, comme la confusion mentale primitive du sujet non syphilisé, sous l'influence de quelque tare nerveuse originelle ou de troubles gastro-intestinaux, d'intoxications endogènes ou exogènes en quelque sorte accidentelles.

Nous arrivons finalement à ces dernières conclusions :

1° La paralysie générale progressive a pour cause prédisposante, constante, *nécessaire* : la syphilis ;

2° La syphilis n'est pas une cause déterminante de paralysie générale progressive ;

3° Les causes déterminantes de la confusion mentale primitive, des sujets non syphilisés, sont les causes déterminantes de la paralysie générale progressive ;

4° La paralysie générale progressive est, en somme, la modalité la plus grave du syndrôme confusion mentale primitive déterminé chez un syphilisé ;

5° Le syndrôme appelé jusqu'à ce jour paralysie générale progressive n'a pas fatalement une évolution progressive ;

6° La syphilis cérébrale est souvent un obstacle au développement de la paralysie générale progressive parce qu'elle ne permet pas au sujet syphilisé de s'exposer suffisamment à l'action des causes déterminantes habituelles ;

7° C'est surtout à la thérapeutique de la confusion mentale primitive proprement dite qu'il faut avoir recours pour prévenir, combattre ou atténuer la paralysie générale progressive ;

8° Une thérapeutique précoce sera souvent suivie de

résultats heureux ; la thérapeutique. même tardive, aura dans la plupart des cas un effet palliatif. Le paralysé général doit être constamment en traitement réel, en surveillance médicale.

ADDEVDUM

Voici encore un fait à l'appui des appréciations et des observations données dans ce travail ; il est intéressant surtout par une remarquable association de causes de troubles nerveux graves, mais chez une femme dont l'activité cérébrale n'a jamais été exagérée, chez une femme qui n'a jamais été exposée à du surmenage cérébral ou à une fatigue cérébrale sérieuse.

M... Marie, divorcée, sans profession, âgée de 38 ans, entre à l'Asile en avril 1905.

Antécédents héréditaires. — *Grand'mère, tante maternelle* et *mère aliénées* (Mère aliénée depuis la naissance de notre malade) ; *père alcoolique*, décédé par suite d'affection du foie ; un *frère idiot*, mort à l'âge de seize ans.

Antécédents personnels : Instruction primaire ordinaire ; aucune maladie grave jusqu'à son mariage ; premier écoulement cataménial à quinze ans et demi, mais menstruation habituellement irrégulière, douloureuse. Mariée à 24 ans, M. M. reçoit immédiatement de son mari la *syphilis* et se fait traiter dans un hôpital spécial. Sortie de l'hôpital, séparée définitivement de son mari, elle rentre dans son pays où elle *vit avec* sa tante *aliénée*. Toujours autoritaire, elle se fait remarquer par maintes bizarreries par toutes les personnes qui sont en relation avec elle. Elle ne s'enivrait pas, mais elle *buvait beaucoup* et abusait un peu de café additionné d'alcool.

Début de la maladie actuelle : Les troubles intellectuels qui motivent le placement dans un service d'aliénées remontent au milieu de décembre 1904 ; M. M., divorcée, voulait épouser un de ses parents, mais on mit empêchement à ses projets ; elle fit alors une tentative de suicide en absorbant une assez grande quantité (?) de liqueur de Fowler ; quelques idées de persécution apparurent bientôt avec hallucinations de l'ouïe et peut-être de la vue, elle croyait ses voisines jalouses de sa fortune (elle a une certaine aisance) et de ses projets de mariage, elle se figurait les voir et les entendre, même pendant la nuit ; elles passaient, disait-elle, sous ses fenêtres, s'écriant : « Tu as fait passer tes ovaires, les gendarmes vont te prendre, tu iras devant la correctionnelle ». Sous l'influence de ces craintes, elle s'enfuit et on la place, en janvier 1905, dans une maison de santé d'où elle sort au commencement d'avril, mais, à peine rentrée chez elle, elle croit entendre une femme de son village lui dire : « Puisque tu veux mettre le feu, les gendarmes te prendront » ; elle décide de se rendre elle-même à la gendarmerie d'une localité voisine afin de ne pas occasionner de scandale dans son pays ; à peine dans le train, elle entend de nouveau des voix qui tantôt l'invitent à « jeter son billet par la portière », tantôt lui commandent « de claquer des dents ». Finalement, elle se fait arrêter dans une grande ville de l'Est où elle semble égarée.

Dès le début on remarquait de temps en temps des rémissions de vingt-quatre à quarante-huit heures.

Etat au moment de l'admission à Maréville. — Nous relevons d'abord divers signes de dégénérescence physique, entr'autres mauvaise denture, dents mal implantées, voûte palatine un peu ogivale; adhérences des lobules des oreilles ; les membres supérieurs sont affectés d'un léger tremblement ; les réflexes pupillaires sont normaux ; le réflexe rotulien est un peu diminué à droite. Pas d'embarras ni de lenteur de la parole.

Quant à l'état mental, nous notons surtout de l'instabilité, un peu d'obnubilation intellectuelle, des idées de persécution et de richesses sans systématisation, ou plutôt des idées de persécution et des idées de satisfaction, des interprétations fausses à caractère souvent enfantin (1), troubles dont la malade a parfois un peu conscience ; elle demande alors un traitement antisyphilitique, car elle attribue tout ce qui lui arrive à la syphilis et ne pense pas du tout à la tare originelle dont elle est affligée.

Elle a, en somme, une mentalité tenant à la fois de la dégénérescence, de la confusion mentale primitive et de l'alcoolisme, mais aucun trouble somatique permettant de penser à une paralysie générale progressive n'est remarqué.

Ainsi, à côté d'une tare originelle spécialement lourde, (petite-fille, nièce et fille d'aliénées, fille d'un alcoolisé) tare accusée par divers signes physiques et psychiques, — nous voyons une tare acquise (syphilis) remontant à quatorze ans (c'est après une telle période qu'éclate habituellement la paralysie générale chez le syphilisé), — et, de plus, nous trouvons des excès alcooliques, — mais nous ne relevons pas de causes particulières de fatigue cérébrale sérieuse ; aussi, lorsque se développent, sous l'influence de simples contrariétés (car cette femme, en raison de sa tare originelle, se console assez facilement lorsqu'il lui arrive quelqu'ennui ; peu d'affectivité, peu d'altruisme), des troubles intellectuels, ces troubles ne sont en quelque sorte que l'expression de la tare originelle et d'un peu d'intoxication alcoolique (phobies).

Cette femme réunissait en elle toutes les causes prédisposantes possibles de paralysie générale progressive, tare nerveuse originelle particulièrement grave, syphilis remontant à quatorze ans, un peu d'alcoolisme et même de l'hérédo-alcoolisme, mais la cause déterminante essentielle de paralysie générale a manqué, et, on trouve, en procédant par exclusion dans l'analyse de ce cas, que cette cause déterminante doit être la fatigue cérébrale, le surmenage cérébral qui fait ici complètement défaut.

Cette observation confirme donc bien clairement les vues et les faits exposés dans ce travail ainsi que les déductions sur lesquelles j'ai appelé l'attention.

(1) En rapport avec d'anciennes phobies.

TABLE ANALYTIQUE

www.ingramcontent.com/pod-product-compliance
Ingram Content Group UK Ltd.
Pitfield, Milton Keynes, MK11 3LW, UK
UKHW020411230726
13925UKWH00004B/1347

9 782014 048926